中文翻译版

结直肠癌筛查

理论与实践

Colorectal Cancer Screening
Theory and Practical Application

邱瀚模　陈秀熙　主编

杨　军　董　坚　主译

科学出版社

北京

图字：01-2021-3502 号

内 容 简 介

　　本书简明、系统地介绍了结直肠癌筛查的理论知识与实践经验。内容包括：全球结直肠癌的流行病学现状；有组织筛查和机会性筛查的区别与优势；结直肠癌筛查试验，如粪便检查、内镜检查和新型血液检测；有组织筛查计划的注意事项，如何确保筛查质量，如何评估筛查的成效；结直肠癌筛查的基本理论；如何进行结直肠癌筛查的经济评估；从大数据和精准预防医学的角度展望结直肠癌筛查的未来。

　　本书内容前沿，指导性强，可供消化科医生、结直肠外科医生、内镜医生，以及公共卫生政策制定者、执行者参考。

图书在版编目（CIP）数据

结直肠癌筛查：理论与实践 / 邱瀚模，陈秀熙主编；杨军，董坚主译. —北京：科学出版社，2022.10

书名原文：Colorectal Cancer Screening: Theory and Practical Application

ISBN 978-7-03-073462-4

Ⅰ. ①结… Ⅱ. ①邱… ②陈… ③杨… ④董… Ⅲ. 结肠癌–诊断②直肠癌–诊断 Ⅳ. ①R735.304

中国版本图书馆 CIP 数据核字（2022）第 191563 号

责任编辑：沈红芬　路　倩 / 责任校对：张小霞
责任印制：肖　兴 / 封面设计：黄华斌

First published in English under the title

Colorectal Cancer Screening: Theory and Practical Application

edited by Han-Mo Chiu and Hsiu-Hsi Chen

Copyright © Springer Nature Singapore Pte Ltd., 2021

This edition has been translated and published under licence from Springer Nature Singapore Pte Ltd.

科学出版社 出版
北京东黄城根北街 16 号
邮政编码：100717
http://www.sciencep.com

北京九天鸿程印刷有限责任公司　印刷
科学出版社发行　各地新华书店经销

*

2022 年 10 月第 一 版　开本：787×1092　1/16
2022 年 10 月第一次印刷　印张：10
字数：220 000

定价：78.00 元

（如有印装质量问题，我社负责调换）

翻 译 人 员

主　译

　　杨　军　昆明医科大学第一附属医院肿瘤科

　　董　坚　昆明医科大学第三附属医院结直肠外科

译　者（按姓氏汉语拼音排序）

　　程先硕　昆明医科大学第三附属医院结直肠外科

　　阚　宇　昭通市第一人民医院普外一科

　　李晓刚　云南大学附属医院普外一科

　　李云峰　昆明医科大学第三附属医院结直肠外科

　　梁　磊　昆明医科大学第一附属医院肿瘤科

　　林宛蓉　昆明医科大学第一附属医院肿瘤科

　　刘晓婷　昆明医科大学第一附属医院肿瘤科

　　刘阳成　昆明医科大学第一附属医院消化内科

　　马淑敏　曲靖市第二人民医院胃肠外科

　　孟烜宇　昆明医科大学第一附属医院肿瘤科

　　吴　边　云南省第一人民医院普外二科

　　许　宁　昆明医科大学第二附属医院肝胆胰外科

　　杨　刚　昆明医科大学第一附属医院消化内科

　　周　园　昆明医科大学第一附属医院肿瘤科

　　朱礼华　昆明医科大学第一附属医院肿瘤科

序　言

36 年前，一位尊敬的导师建议我协助他进行结直肠癌筛查。他指出，我们需要更好地了解结直肠肿瘤的隐匿性出血及应用粪便潜血试验进行有效检查所依据的生化原理。作为一名年轻的消化科医生，这并不能引起我的兴趣，因为它不是消化科医生或与此相关的外科医生特别感兴趣的领域。但我很快意识到这是短视的。

因此，我接受了导师的建议，开始了漫长的研究和临床实践之旅。在这段时间内，结直肠癌筛查与诊断技术及从业人员在诊断和治疗方面的技能都获得了极大进步。20 世纪 90 年代，我们认为应该开始有组织地开展结直肠癌人群筛查，因为当时的数据表明结直肠肿瘤已每年在全世界影响 100 万人，而粪便潜血试验降低了该病的死亡率。

医疗从业人员、卫生政策制定者花费了很长时间才意识到，成功降低结直肠癌死亡率的结直肠癌筛查计划是一个复杂的多程序过程。与乳腺癌和前列腺癌等其他筛查计划不同，结直肠癌筛查最强有力的倡导者为胃肠病学家和外科医生等专业人员，而不是民众。公共卫生专家逐渐介入，意味着筛查引起了卫生政策制定者的注意。因此，该项举措有可能从观念和理论基础转向卫生服务中的实际举措。在过去的 20 年中，我们观察到该项举措的实施在全球呈爆炸式增长，从只有少数几个国家进行有组织筛查到超过 50 个国家，筛查已成为公共卫生政策和国家（或地区）的优先事项。

在这几十年间，全世界都对中国台湾地区结直肠癌筛查计划充满了兴趣。台湾地区是试点计划的早期实施者，并与其他一些地区推出了联合计划。像台湾地区这样的早期实施者之所以脱颖而出，是因为有国际知名的公共卫生专家与技术娴熟的医学从业人员和研究人员共同努力，以确保在现有的医疗保健机构中正确、可行地进行筛查。我们与台湾地区同行的合作可以追溯到几十年前，因为我们共同参与了国际网络的建设和重要刊物论文的撰写，这对全球筛查计划起到了推动作用。这些工作逐渐形成了最初青涩的计划，因为知识是通过观察和实践积累起来的。令人印象深刻的是，在台湾地区，从试点研究开始，筛查计划就被整合到各个医学专业和利益相关者中。这对于实验一开始主要是基于理论的想法至关重要。他们有自己的病例数据并建立在一个完善的信息系统中，相关刊物使用了这些数据，在如此长的时间内，其他任何地区所获得的成果都很难与之媲美。

作者希望该书能为负责结直肠癌筛查的人员提供"简明而完整的指导材料"。正如他们在各章中明确描述的那样，这涉及非常广泛的医疗从业人员，以及完善的信息管理系统和数据记录功能。他们慷慨地分享了相关经验，以帮助指导其他地区建立和完善自己的筛查计划。由于这些专家已很好地融入台湾当地环境，并且积极相互学习并交流经验，因此所提供的理论及实践指导对于其他地区筛查计划的实施非常具有参考价值。

该书兑现了其副标题所描述的"理论与实践"的承诺。11 个章节涵盖的主题证明了筛查的合理性和结直肠癌筛查过程的复杂性。其中不仅描述了在公共卫生大环境中如何理想地协调多程序和多技能的过程，介绍了有关筛查试验及其选择和应如何应用的实际问题，还包括组织相关程序的章节，尤其是对质控过程的把握。经验表明，质量而非数量是成功实施符合道德标准的筛查计划的关键。尤其在关于结直肠癌筛查的基本理论和经济评估相关章节中，作者还介绍了对公共卫生领域特别有价值的专业知识。但是必须指出，在将这些理论纳入一个地区的公共卫生组织计划中并考虑其适用性的风险因素时，这些理论问题均未在实际情况之外进行考虑。重点是，它们提供了有关如何开始进行针对性筛查的指南，旨在帮助实施针对高风险人群筛查计划的地区。在最后一章中，他们考虑了筛查计划在将来可能会如何发展，并提出了针对此目的的模型，可供所有参与实施此类健康计划的人员参考。

该书内容前沿，并考虑了全球面临的疾病挑战，展示了人们对一个医疗系统经常排在前十名并且已经开展有组织结直肠癌筛查计划超过 20 年的地区的期望。

因此，该书将与那些在癌症预防，尤其是在结直肠癌筛查领域促进人类健康的工作人员，与筛查人群接触的初级保健从业人员，评估个人风险的工作人员及所有专业从业人员，尤其是消化科医生、肠镜医生和结直肠外科医生，公共卫生专家，筛查计划协调员和政策制定者相关。因此，如果所有这些小组以合作和整合的方式共同努力，筛查计划必将成功。

这里不仅要感谢作者在中国台湾地区筛查计划中做出的个人贡献，还要感谢他们花费时间和精力总结并分享理论知识。该书展示了过去几十年中我们在对如何从有组织的结直肠癌筛查中获得最大收益的理解方面取得的长足进步，显示了一个拥有出色医疗服务的地区是如何做到的，并且客观地提供了自身经验供他人参考。

格雷姆·P. 杨（Graeme P. Young）

弗林德斯癌症创新中心

弗林德斯大学

澳大利亚阿德莱德

前　言

在过去的几十年中，结直肠癌已经成为世界上最具威胁性的恶性肿瘤之一，根据世界卫生组织的数据，目前每年确诊病例超过 180 万例。如今，它已成为发展中国家和发达国家面临的最大的临床和公共卫生挑战之一。面对这一威胁，应采取有效的预防及干预措施。在各种不同的方法中，筛查已被证明是降低这种疾病死亡率的最有效方法之一，因此许多国家及地区在过去 20 年中启动了基于人群的结直肠癌筛查项目。

结直肠癌筛查，特别是在有组织筛查方案的背景下，涉及卫生保健系统相关部门，包括卫生保健专业人员、公共卫生工作者和政府卫生部门之间的协调。因此，强调在多种环境中发挥作用并提供相关领域的专业知识，对筛查项目的成功至关重要。遗憾的是，在许多国家的医学院或继续医学教育课程中，对结直肠癌的预防及筛查关注较少，而对结直肠癌的诊断和治疗关注较多。同样，在公共卫生学院，只有少数课程专门介绍筛查理论及其应用。与此同时，我们也感受到在筛查计划一线工作的同行对这些专业知识的殷切渴望。因此，我们产生了一个想法，为结直肠癌筛查中在不同部门工作的同事编写简明而完整的指导资料。

自试验阶段（1999～2003 年）启动地区筛查计划（2004 年）和全面实施该计划以来，我们的研究团队一直致力于人群结直肠癌筛查超过 20 年，从开始负责中国台湾地区结直肠癌筛查计划（2010 年）至今，我们与公共卫生专业人员、临床医生和政府人员进行了协调合作，并积累了丰富的相关经验、信息及专业知识。在过去的几年中，我们不仅与台湾大学公共卫生学院公共卫生管理专业的学生分享了这些收获，还通过研讨会的形式与医疗专业人员和公共卫生工作者分享了这些经验及成果，听众的反响非常热烈。

为了使这些资料更有条理，并与更多的结直肠癌筛查人员共享这些宝贵的专业知识，我们决定将相关资料以图书的形式出版。

我们相信本书的内容可以满足不同的医疗保健部门中从事结直肠癌筛查相关工作的读者。本书第 1 章简要介绍了全球结直肠癌的流行病学现状。第 2 章讨论了有组织筛查和机会性筛查的区别，并从各个方面分析了有组织筛查和机会性筛查的优势。第 3～5 章介绍了结直肠癌筛查试验，包括粪便检查、内镜检查和新型血液检测。在这些章节中，根据现有的临床证据，不仅介绍了筛查试验，而且介绍了它们在减少结直肠癌及其相关死亡方面的有效性；第6、7及9章介绍了有组织筛查计划的注意事项，包括如何确保筛查质量、实施筛查计划所需的基本设施，以及如何评估筛查的成效。这对已经实施筛查计划的地区极为重要，也能够为筛查计划仍处于试验或准备阶段或即将开始的地区提供有用的资料。虽然筛查活动正在许多国家持续进行中，人们现在可以随时接受筛查，但了解其背后的机制和原理仍然很重要。第8章介绍了结直肠癌筛查的基本理论，重点介绍其自然史及其在人群筛查中的应用。第10章介绍了如何进行结直肠癌筛查的经济评估，由于资金和人力的限制，这一问题越来越受到关注，特别是在人群筛查的背景下，如何选择最优且可行的筛查方案，分配有限的资源。由于生活方式或各种人类危险因素在不同程度上影响着结直肠癌的风险，筛查也应根据不同的风险状况进行量身定制的分层，以最大限度地提高筛查的有效性、降低负面影响，使有限的资源得到最有效的利用。通过大数据和前沿信息技术的应用，未来结直肠癌筛查很可能会呈现出全新的面貌。第11章从大数据和精准预防医学的角度展望了结直肠癌筛查的未来。

在过去的两年中，作者们努力撰写本书，力求使内容既生动又易于理解。希望本书能满足不同读者，包括那些对实践内容更感兴趣的读者，以及那些想弥补理论与实践之间差距和在筛查方面并没有经验的读者的需求。我们真诚地希望本书能对读者有所帮助，也能使读者感受到我们对结直肠癌筛查的热情。

邱瀚模（Han-Mo Chiu）

陈秀熙（Hsiu-Hsi Chen）

目　　录

第1章
基于人群的有组织服务筛查的意义

Sherry Yueh-Hsia Chiu，Chen-Yang Hsu

摘　要：结直肠癌的发病率和死亡率的流行病学时间趋势显示，结直肠癌是全球主要疾病负担之一。为减轻这一负担，以死亡率指数为基础，采用分解法对基于人群的有组织服务筛查进行循证评估，从而早期发现结直肠癌，这是降低结直肠癌死亡率的有效途径。

根据人类发展指数（HDI）和西方国家结直肠癌死亡率分析，目前亚洲中低收入地区迫切需要开展结直肠癌人群筛查项目。为了在遗传易感性和家族史等风险背景下且在特定风险因素（吸烟、缺乏体育活动和代谢综合征等）呈上升趋势的亚洲国家能有效提供结直肠癌基于人群的有组织服务筛查项目，应考虑以人群筛查为基础的针对性的有组织服务筛查计划。这种针对风险因素的以人群为基础的筛查计划，可能因粪便血红蛋白（f-Hb）浓度的易检性而获益，因为通过粪便血红蛋白浓度检查可能已经获得了受检个体的疾病风险概况。

关键词：结直肠癌发病率；结直肠癌死亡率；基于人群的筛查项目；粪便血红蛋白浓度；基于高风险因素的针对性筛查

1.1　概　　述

1.1.1　基于人群的大规模筛查在减少结直肠癌风险中的作用

国际癌症研究机构（IARC）发布的 GLOBOCAN 2018 报告中基于 20 个国家或地区的数据预计的结直肠癌发病率和死亡率分析显示，全球结直肠癌新增病例超过 180 万，死亡病例 88.1 万。在常见癌症中，结直肠癌的发病率在男性中排名第三（10.9%），在女性中排名第二（9.5%）。结直肠癌死亡率在男性中排名第四（9.0%），在女性中排名第三（9.5%）。

一般可以通过三级预防手段降低结直肠癌的死亡率。改变生活方式等一级预防是通过消除导致结直肠癌发生的危险因素来降低结直肠癌的发病率，二级预防（如筛查）是通过筛查进展期腺瘤性息肉并切除以降低结直肠癌的发病率，三级预防是通过高质量的医疗和保健措施来降低死亡率。为降低结直肠癌的发病率和死亡率，目前最有效的方法是进行基于人群的结直肠癌有组织服务筛查。最近的一项研究（Lee et al.，2019）使用中国台湾地区癌症登记数据，将过去 40 年中结直肠癌的死亡率分解为结直肠癌的发病率和病死率，并按三个年龄段（＜50 岁、50～69 岁和≥70 岁）进行分组，发现 50～69 岁符合筛查条件的人群死亡率显著降低，而其他两个未被纳入筛查的年龄组死亡率没有显著降低。这些成果归因于通过筛查实现的早期诊断，这在很大程度上降低了病死率。另一方面，筛查计划导致肠癌发病率在短期内有上升趋势，相对于那些未筛查者，50～69 岁符合筛查条件的人群早期诊断的时间提前了。由于生物学上的合理性及老龄化因素，青壮年组和老年组的发病率都有上升趋势，其超过了由于结直肠癌治疗方面的医学进步而提高的三级预防水平所导致的病死率的降低幅度。

1.1.2　结直肠癌疾病负担的流行病学指标分析

死亡率和发病率是广泛用于评估结直肠癌疾病负担的两个基本指标。死亡率和发病率高的地区被认为是受结直肠癌威胁的地区。然而，由于结直肠癌发病率和生存率之间的相互影响，这两个指标在评估结直肠癌状态时互相干扰。此外，在实施大规模筛查计划的国家，这两个指标可能会产生误导信息。随着筛查计划的推出，结直肠癌的发病率预计将增加，因为该计划使肿瘤病变的早期诊断时间提前了。与那些有临床症状后进行诊断从而确诊的早期结直肠癌患者相比，这些通过筛查确诊的无临床症状的早期结直肠癌患者预后较好、生存期较长，持续实施筛查计划后结直肠癌死亡率将会降低。

因此，进行结直肠癌筛查有望降低人群结直肠癌死亡率。在评估与筛查获益相关的发病率和死亡率的时间趋势时，目标人群应限于符合条件的参加结直肠癌筛查的受试者，即 50～69 岁的受试者。由于筛查计划带来的收益只在该年龄组的受试者中得到证实，在实施大规模筛查计划的地区，这两种常见的流行病学指标在不同年龄组的潜在获益人群中表现不同。在此结论的基础上，使用粗死亡率和发病率来评估实施大规模筛查项目地区的结直肠癌疾病负担会产生误导性的结论。年龄标化患病率是流行病学中最常用的指标之一，它同样也导致了基于相同理由的误导性结果。

如果将肿瘤病变演变相关的时间框架叠加到筛查计划的实施中，会使得死亡率和发病率在评估结直肠癌的疾病负担方面更加困难。在实施大规模筛查计划的早期阶段，可能会观察到结直肠癌死亡率和发病率的短暂激增。

图 1.1 显示了年龄≥30 岁人群的结直肠癌死亡率、发病率和病死率的发展趋势。在提供全民健康保险（1995 年）（Chan，2010）之后，筛查计划带来的获益导致死亡率和发病率在 1995 年左右急剧上升。在 2004 年筛查计划实施后，观察到结直肠癌发病率短暂增加，2009 年项目全面实施后，这一趋势更加明显（Chiu et al.，2015；Chou et al.，2015）。与发病率急剧上升相比，1995 年以后死亡率保持稳定。图 1.1c 显示病死率持续下降。

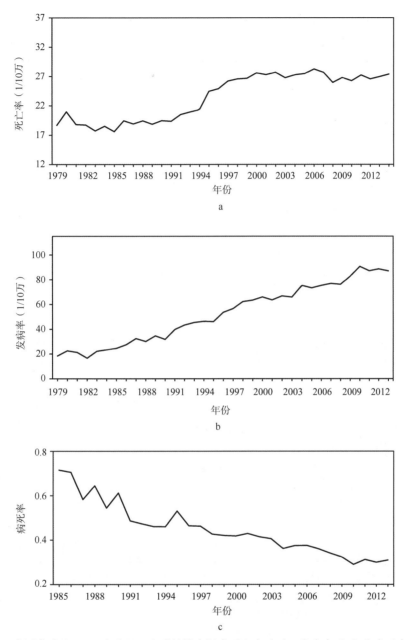

图 1.1　中国台湾地区 30 岁及以上人群的结直肠癌死亡率（a）、发病率（b）和病死率（c）

　　图 1.2、图 1.3 和图 1.4 分别显示了青壮年组（＜50 岁）、中年组（50～69 岁）和老年组（≥70 岁）结直肠癌死亡率、发病率和病死率的发展趋势。如图 1.2a、b 所示，虽然青壮年组疾病负担较低，但青壮年组也有类似的增长趋势。老年组结直肠癌发病率的发展趋势如图 1.4 所示，上升趋势相似，但死亡率自 1995 年以后趋于平稳。

　　图 1.3 显示了中国台湾地区结直肠癌筛查计划的目标人群（50～69 岁）结直癌的死亡率、发病率和病死率。2004 年和 2009 年结直肠癌发病率的增长更为显著（图 1.3b），这是大规模筛查所导致的结果。值得注意的是，与 2004～2012 年中期疾病负担的急剧上升相

反，在 2004～2012 年后期疾病负担有下降趋势。结直肠癌发病率的短暂急剧上升体现了大规模筛查计划积极发现疾病的过程。虽然这些结直肠癌患者是通过筛查确诊的，但是其已经接近临床症状发生的时间，因此相应时期的死亡率波动较大。在前期过后，随着筛查计划的持续实施，观察到该年龄组的死亡率呈下降趋势。

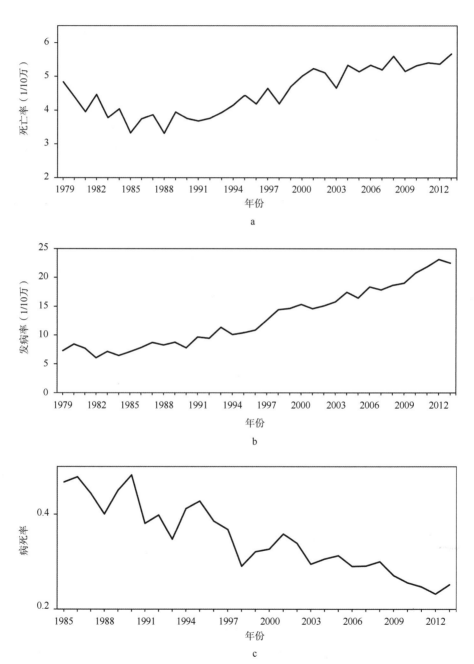

图 1.2　中国台湾地区 50 岁以下人群的结直肠癌死亡率（a）、发病率（b）和病死率（c）

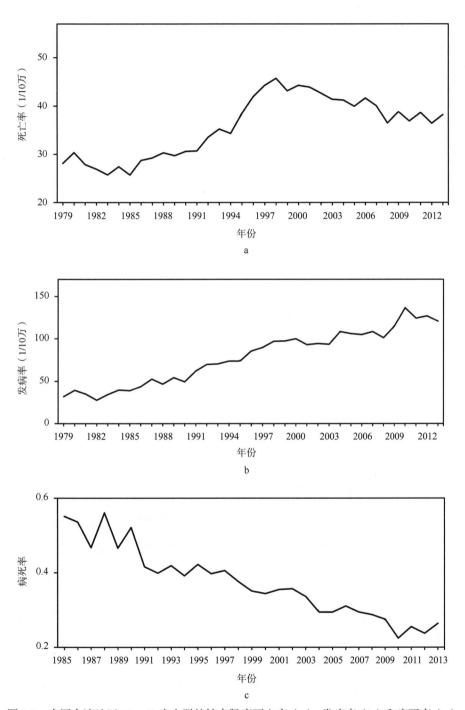

图 1.3 中国台湾地区 50～69 岁人群的结直肠癌死亡率（a）、发病率（b）和病死率（c）

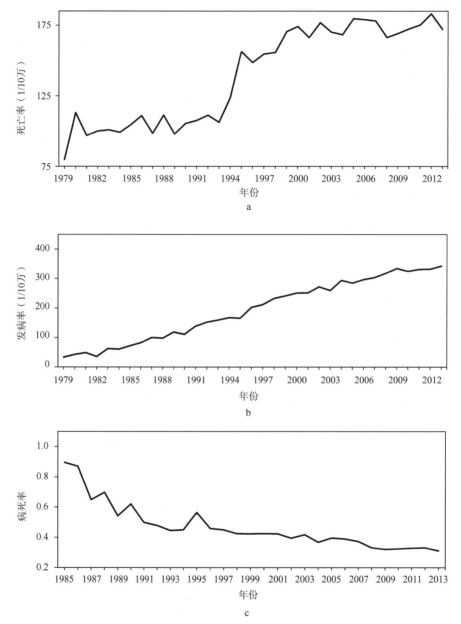

图 1.4　中国台湾地区 70 岁及以上人群的结直肠癌死亡率（a）、发病率（b）和病死率（c）

　　从上述分析可见大规模筛查对死亡率和发病率这两个主要流行病学指标的影响。筛查计划的益处需通过充分考虑计划实施时间和对参加筛查人群的充分长期随访来评估。该方法可以量化发病率和病死率对结直肠癌死亡率的贡献比例。

　　为了解决这些问题（Lee et al.，2019），在考虑到按年代实施的总人口干预措施下，将死亡率分解为发病率和病死率。与 1994～2003 年相比，2004～2013 年青壮年组（50 岁以下）和老年组（70 岁及以上）的死亡率分别增加了 15%[95% 置信区间（CI）10%～

21%]和 8%（95%CI 6%～11%）。而筛查计划目标人群（50～69 岁）的死亡率降低了 7%（95%CI 5%～9%）。基于这些结果，Lee 等进一步量化了与结直肠癌死亡率相关的因素及发病率和病死率的比例。结果表明，在实施中国台湾地区结直肠筛查计划的中年组中，发病率升高导致死亡率升高了 23%（95%CI 21.7%～24.2%）。另一方面，由于筛查计划带来的早期发现和有效治疗，病死率降低了 28.3%（95%CI 26.1%～30.4%），抵消了由筛查计划导致的死亡率提升。

1.2　社会经济水平与结直肠癌

除了全球范围内的疾病高负担外，结直肠癌的年龄标化发病率（1/10 万）也存在很大差异，GLOBOCAN 2018 的数据显示，该值从小于 5.2 到大于 22.8 不等。造成这一变化的主要宏观因素之一是社会经济水平。一般来说，社会经济水平越高，年龄标化发病率就越高（Bray et al.，2018）。在分析了 GLOBOCAN 2018 的最新数据后，发现结直肠癌发病率与人类发展指数（HDI）之间存在正相关关系（图 1.5）。

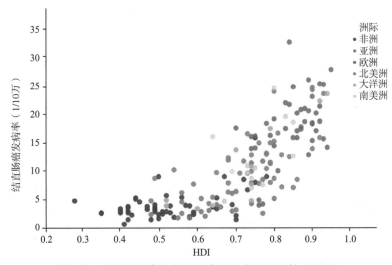

图 1.5　2018 年结直肠癌发病率与人类发展指数（HDI）

Arnold 等分析了来自《五大洲癌症发病率》[*Cancer Incidence in Five Continents*（CI5）]的数据后，揭示了结直肠癌发病率和死亡率的长期趋势与 HDI 的关系，结合各国的结直肠癌发病率和死亡率，将其分为三类：①发病率和死亡率均呈上升趋势（如中国）；②发病率呈上升趋势但死亡率呈下降趋势（如英国）；③发病率和死亡率均呈下降趋势（如美国）。对于高 HDI 国家，死亡率的下降趋势归因于患者可得到高水平的医疗和护理服务，以及长期的早期筛查计划，但后者也造成了发病率的上升趋势。就低收入或中等收入国家而言，获得更好的医疗及护理服务和大规模筛查是在不久的将来控制疾病负担的当务之急（Arnold et al.，2017）。

此外，全世界范围内年轻人中结直肠癌的发病率也在增加。根据 Siegel 等分析的美国数据，1990 年以后出生和 1950 年出生的人相比，年龄 50 岁以下人群的结直肠癌发病率增长了 2.4 倍。根据特定部位结直肠癌发病率数据，1/3 的直肠癌患者年龄小于 55 岁。根据这些发现，美国对结直肠癌筛查指南进行了修订，建议筛查的起始年龄为 45 岁（Siegel et al.，2017）。

1.3 亚洲国家或地区的结直肠癌

在东南亚国家或地区结直肠癌的发病率差异较大，最低和最高的发病率分别为印度的 6.1/10 万和中国台湾地区的 45.7/10 万。在亚洲经济发达国家或地区，包括中国台湾地区、韩国、新加坡和日本，结直肠癌发病率（45.7/10 万、45.0/10 万、33.7/10 万和 32.2/10 万）高于其他国家或地区，与美国和英国接近。应该注意的是，无论这些国家或地区的经济发展水平如何，结直肠癌发病率男性明显高于女性。

综上所述，根据 HDI 与发病率和死亡率之间的联系，以及中国台湾地区筛查计划对降低死亡率方面的研究结果，应重点关注 50～69 岁符合筛查条件的人群。如果亚洲中低收入国家或地区能够长期进行结直肠癌早期筛查，该计划将在降低死亡率甚至发病率方面发挥重要作用。

1.4 结直肠癌的危险因素

结直肠癌发病的危险因素包括环境因素和遗传因素。散发性、家族史和遗传性癌症综合征［如林奇综合征（HNPCC）/家族性腺瘤性息肉病（FAP）］对结直肠癌发病的贡献率分别为 60%～65%、23%、5%～10%（图 1.6），这表明大多数结直肠癌起源于体细胞基因突变。除了家族性遗传因素外，目前对特定的致癌物暴露尚无定论。根据流行病学研究，这里简要介绍结直肠癌的家族史和一些与结直肠癌发病相关的危险因素。

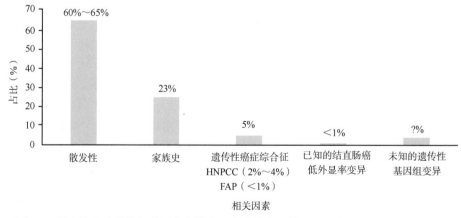

图 1.6 散发性和遗传性相关因素在结直肠癌中的占比情况（引自 Keum et al.，2019）

1.5　结直肠癌家族史

具有家族史特别是有一级亲属患病的情况已被认为是结直肠癌诊断中的重要危险因素之一，这对于识别高危人群很重要。一组结合了 16 项队列 meta 分析的研究结果表明，具有结直肠癌家族史的人群结直肠癌的患病风险是无结肠癌家族史人群的 1.80 倍（Johnson et al.，2013），且具有结直肠癌家族史的患者发病年龄要普遍小于散发性结直肠癌患者。

具体而言，从结直肠癌的家族史分析得出某些结直肠癌的发病与一些家族遗传性疾病，包括 FAP、HNPCC、MUTYH 相关性息肉病（MAP）、遗传性乳腺癌和卵巢癌综合征（Oh et al.，2018），以及散发性结直肠癌/腺瘤性息肉的家族史有关。FAP 和 HNPCC（Lynch et al.，1993）等常染色体显性综合征患者都是结直肠癌发病高风险者，强烈建议对这些患者使用先进的检查手段进行短间隔的临床监测。即使是结直肠癌发病的高危人群，提高其对临床监测的了解和认识，也可能降低其进展期结直肠癌的风险，从而改善结直肠癌的预后。瑞典国家结直肠癌中心在 2007～2016 年对多代人进行了登记联系以鉴定家族性或非家族性结直肠癌并评估其生存率。数据显示大多数有家族史的结直肠癌青壮年患者确诊时病变处于早期阶段且显示出更好的预后，这可能是由于他们具有较高的健康意识和进行了密切的临床监测（Pesola et al.，2020）。

根据结直肠癌筛查指南，有一级亲属结直肠癌家族史的人，最初筛查年龄建议为 40～50 岁，但不同人群的自然史是不同的。使用多基因信息的风险分层有望在未来提供针对性的筛查和监测（Henrikson et al.，2015）。

1.6　生活方式与暴露

1.6.1　吸烟

吸烟对全世界的疾病负担构成了巨大威胁。近年来，烟草的普遍使用已经从高收入国家转移到低收入国家（Bilano et al.，2015）。2013 年基于 12 个结直肠癌相关风险因素的流行病学研究的一项 meta 分析结果显示，经常吸烟与结直肠癌的高风险呈正相关。与不吸烟者相比，连续吸烟 5 年和 30 年患结直肠癌的相对危险度（RR）分别为 1.06（95%CI 1.03～1.08）和 1.26（95%CI 1.17～1.36）（Johnson et al.，2013）。而一个由 1998～2017 年包括 585 511 名受试者组成的横断面家庭调查数据库进行性别、种族和肥胖率等因素调整后发现，在 18～49 岁和 >50 岁人群中，吸烟与不吸烟的调整后比值比（aOR）分别为 1.51（95%CI 1.10～2.08）和 1.31（95%CI 1.20～1.43）。这意味着吸烟对年轻人患肠癌的影响更大（Sanford et al.，2020）。

除了吸烟对结直肠癌发病率的影响外，Murphy 等（2019）组织的一项随访时间达 15 年的欧洲营养与癌症前瞻性调查研究发现，与远端结肠相比，吸烟对直肠和近端结肠患肿瘤的影响更大。最近的分子流行病学研究显示，具有高度微卫星不稳定性（MSI-H）、高度 CpG 岛甲基化表型（CIMP）和 *BRAF* 突变的人更易罹患近端结直肠癌（Keum 和 Giovannucci，

2019）。吸烟产生的致癌物影响 DNA 错配修复（MMR）系统被认为与癌症的发生有关，而微卫星不稳定性（MSI）与结直肠癌的发病风险有关，因为 MSI-H 者患结直肠癌的概率比低度微卫星不稳定性（MSI-L）者高 1.94 倍（95%CI 1.09～3.46）（Poynter et al.，2009）。Carr 等（2018）进行的一项 meta 分析也揭示了吸烟和 MSI 状态与结直肠癌的关系。基于三项病例对照和三项队列研究，发现曾经吸烟者患 MSI-H 结直肠癌的风险显著增加了 1.62 倍（95%CI 1.40～1.88）。随着欠发达国家或地区吸烟率的不断上升，预计未来十年这些国家或地区结直肠癌发病率会上升。为及早发现癌症的上升趋势，强烈建议建立以高风险人群为基础的大规模筛查。

1.6.2　肥胖

肥胖已被确定为结直肠癌高危险因素，11%的结直肠癌可归因于超重和肥胖（Bardou et al.，2013）。这可能与胰岛素抵抗、慢性炎症或脂肪细胞因子等机制有关（Jochem 和 Leitzmann，2016）。腰围（WC）和体重指数（BMI）都被用作诊断肥胖的标准。相关报告指出，在 BMI 增加 $1kg/m^2$ 的同时，结直肠癌发病率增加 3%，而且这一因素对男性的影响大于女性（Bardou et al.，2013）。BMI 对结直肠癌发病率的剂量–反应效应也引起了学术界的注意。

近十年来，青壮年结直肠癌的发病率一直在稳步上升，但其原因仍不甚清楚。Liu 等（2019）采用长期随访队列，即护理健康研究 II 前瞻性队列，对 85 256 名年龄在 25～42 岁的女性进行结直肠癌与肥胖的相关性调查，结果显示超重（BMI 24.0～$27.9kg/m^2$）和肥胖（BMI ≥ $28.0kg/m^2$）人群患结直肠癌的危险性分别是正常人群（BMI 18.5～$23.9kg/m^2$）的 1.37 倍（95%CI 0.81～2.30）和 1.93 倍（95%CI 1.15～3.25）。BMI 每增加 $5kg/m^2$，患结直肠癌的风险增加 20%。Sanfordet 等（2020）的报告指出，BMI ≥ $30kg/m^2$ 会导致年轻人群的结直肠癌发病率增加 1.39 倍（95%CI 1.00～1.92），但在调整其他因素后，年龄 ≥ 50 岁的人群发病率没有增加 [比值比（OR）= 0.93，95%CI 0.85～1.03]。随着世界范围内肥胖患病率尤其是青壮年肥胖患病率的不断上升，结直肠癌的首要预防策略应该是通过减重抑制结直肠癌患病率的增长。针对肥胖者等高风险人群的大规模筛查可能是降低这一群体结直肠癌死亡率的另一种方法。

1.6.3　体育活动

肥胖显然是结直肠癌发病的高危因素。一些减肥措施可能会对降低结直肠癌的患病风险起到一定作用。2016 年，Keum 等对 43 479 名长期从事体育活动的受试者进行了跟踪研究，以检测体育活动与结直肠癌患病风险之间的关系。结果使用工作时间/周的代谢当量（MET），以剂量–反应方式显示了高 MET 与低癌症风险之间显著的负相关关系（Keum et al.，2016）。Shaw 等结合 BMI 和一级家族史资料进行系统综述，对体育活动与结直肠癌风险之间的关系进行 meta 分析，发现体育活动对降低结直肠癌风险有显著作用，这种作用对有一级家族史（OR = 0.72，95%CI 0.39～1.32）者显著大于无一级家族史（OR = 0.56，95%CI

0.39～0.80）者。除家族史外，与低 BMI（OR = 0.74，95%CI 0.66～0.83）相比，体育活动还能降低高 BMI（OR = 0.65，95%CI 0.53～0.79）的风险（Shaw et al.，2018）。

在发达国家，结直肠癌的发病率一直在稳步上升，特别是在筛查项目覆盖的 50 岁以上人群中。然而，随着出生队列的演变，年轻人群的发病率呈显著上升趋势。结直肠癌早期诊断的模式倾向于发现散发性大肠癌病例，而不是有家族史的遗传性大肠癌病例。人们高度怀疑生活方式的改变和世代变化中的环境暴露作为危险因素发挥着潜在作用（Stoffel 和 Murphy，2020）。由于暴露频率和方式的不同，不同国家的生活方式和暴露方式对结直肠癌的影响是不同的（Onyoh et al.，2019）。因此，该筛查计划可能在降低年轻人结直肠癌的发病率和死亡率方面起到至关重要的作用。然而，与符合条件的筛查人群相比，年轻人的绝对发病率仍然较低，因此可能需要进行基于风险人群的、针对性的有组织服务筛查。

1.7　代谢综合征及其与结直肠癌的相关性

众所周知，肥胖和糖尿病等代谢性疾病是结直肠癌的危险因素。中国台湾基隆市于 1999 年开展了多重病筛查计划。在该计划中，除了结直肠癌外，还对其他慢性病（如糖尿病或高血压）进行了筛查。结果显示，代谢综合征（MetS）患者发生结直肠腺瘤的风险显著增加了 43%（RR= 1.43，95%CI 1.01～2.02）（Chen et al.，2004）。

由于多重疾病筛查可能会发现大量无症状病例，评估系统还包括个体的共病评估。综合多重疾病筛查的结果显示，与非无症状肿瘤受试者相比，无症状肿瘤受试者更有可能同时患有至少一种非肿瘤性慢性病（如肥胖、糖尿病、血脂异常或高血压）。肿瘤的发生与合并非肿瘤性慢性病的关系有统计学意义（OR = 1.64，95%CI 1.38～1.94，$P<0.05$）。

MetS 的主要症状包括肥胖、高血糖、高甘油三酯血症、高密度脂蛋白（HDL）水平降低和血压升高，传统上它与心血管疾病或脑血管疾病的风险有关。2006 年，Ahmed 等采用社区动脉粥样硬化风险（ARIC）多中心前瞻性队列进行研究，该队列自 1987 年建立，并追踪至 2000 年，以揭示 MetS 对结直肠癌发病风险的影响。MetS 组分基线计数显示出明显的剂量效应，男性（RR = 1.78，95%CI 1.0～3.6）明显高于女性（RR = 1.16，95%CI 0.6～2.2）。这一基于长期随访的发现揭示了 MetS 对结直肠癌发病率的影响（Ahmed et al.，2006）。在瑞典，有 578 700 名 MetS 受试者参与并进行了 12 年随访的癌症研究项目也发现了 MetS 对结直肠癌的影响，与女性（RR = 1.14，95%CI 1.06～1.22）相比，男性（RR = 1.25，95%CI 1.18～1.32）患病的风险较高（Stocks et al.，2011）。2007 年，Chiu 等以中国台湾地区汉族人口为研究对象，以全民胆固醇教育计划中成人治疗Ⅲ小组及改良后的亚洲标准来界定 MetS，并探讨 MetS 与结直肠肿瘤的关联性。研究结果显示，MetS 患者患结直肠癌的风险是无 MetS 者的 1.35 倍（95%CI 1.05～1.73）。结直肠远端病变、近端病变和肠道多原发病变的 MetS aOR 值分别为 0.96（95%CI 0.67～1.38）、1.62（95%CI 1.14～2.30）、2.15（95%CI 0.025～3.31）。因此，MetS 不仅对结直肠肿瘤的患病风险有显著影响，还影响结直肠近端病变和肠道多原发病变的临床表型（Chiu et al.，2007）。胃肠道疾病在一般人群中很常见，但该病与 MetS 之间的关系还不是很清楚。2012 年，Tseng 等进行了一项包括 7770

名来自医院健康体检人群的参与者的研究，以探讨糖尿病与胃、食管和结肠疾病之间的关系。糖尿病患者（26.6%）的结肠癌患病率明显高于普通人群（16.5%）。糖尿病相关症状也影响了粪便免疫化学试验（FIT）的敏感度，糖尿病患者和非糖尿病患者的敏感度分别为 70.7% 和 81.7%。这项研究表明，糖尿病不仅在结肠癌发病中起重要作用，而且还影响结直肠癌筛查的准确性（Tseng et al., 2012）。2012 年，基于 2776 名受试者的横断面设计研究了空腹血糖（FPG）或糖化血红蛋白（HbA1c）与结直肠肿瘤的关系。调整了年龄、性别和吸烟因素后，HbA1c 的 aOR 为 1.22（95%CI 1.10～1.36），提示 HbA1c 每增加 1 个单位，患病风险增加 22%。HbA1c 与结直肠肿瘤患病率呈显著正相关，但空腹血糖与其无关。HbA1c 作为长期指标的意义表明，糖尿病患者长期控制血糖对降低结直肠癌的患病风险非常重要（Hsu et al., 2012）。

MetS 不仅与结直肠肿瘤的患病风险相关，而且与再发异时性息肉的风险有关。一项关于 MetS 和偶发性结直肠肿瘤的研究结果表明，与非 MetS 受试者相比，MetS 受试者罹患结直肠肿瘤的风险显著增加。正常组和低危组的调整后风险比（aHR）分别为 2.07（95%CI 1.13～3.81）和 2.34（95%CI 1.01～5.41）。

大量证据表明 MetS 与结直肠肿瘤之间存在关联，因此必须考虑其潜在影响，以及如何将其转化为预防结直肠癌的方案。从一级预防的角度来看，由于 MetS 是慢性病的临床前阶段，仍然是可逆的或仍有可能减缓进展，因此对这些疾病的干预可能会同时降低结直肠癌的风险。从二级预防的角度来看，MetS 的主要症状也是结直肠腺瘤的危险因素，因此识别 MetS 个体与筛选结直肠腺瘤的高危个体密切相关。例如，可以应用 MetS 的主要症状来识别针对性筛查计划的高危人群，为不同的风险群体制定不同的筛查间隔时间，即定制疾病管理政策。根据这种方法，我们成功开发了一种新的综合多重筛查模型，用于三种非肿瘤性慢性病和五种常见肿瘤的早期检测。基隆社区综合筛查（KCIS）项目的早期调查结果表明，拓展和基于社区的多重筛查计划不仅提高了筛查参与率，还发现了更多肿瘤和非肿瘤性疾病的无症状病例。从研究的角度来看，这个项目为探索肿瘤和非肿瘤性疾病之间的联系提供了一个很好的机会，而且可以将这些联系有效地应用和转化到高危人群识别中。

有学者通过一项基于人群的研究，使用 FIT 作为替代结果，评估 MetS 与结直肠癌风险之间的因果关系。这项研究阐明了两个因子——MetS 和高粪便血红蛋白（f-Hb）浓度的时间序列，即使在控制了其他混杂因素后，这两个因素也与结直肠癌的风险相关。有学者使用双向事件队列研究设计来解读两者之间的双向关系，发现 MetS 先于 f-Hb 的升高（事件拟合阳性），但相反的时间序列，即升高的 f-Hb 导致 MetS 的可能性不大。基线 MetS 导致 31%（14%～51%）的事件拟合阳性风险并具有统计学意义。这些发现表明，控制 MetS 可能有助于降低结直肠肿瘤的风险。鉴于 f-Hb 已被证明是发现结直肠癌的早期生物标志物，研究结果表明，对 MetS 的控制可能是结直肠癌一级预防的核心组成部分。本研究得出的 MetS 与 f-Hb 之间的联系为如何利用 f-Hb 设计针对性、基于高风险人群的有组织服务筛查提供了新的见解，从而有助于捕捉主要危险因素（如 MetS）的风险概况。

总而言之，本章从发病率和死亡率的流行病学时间趋势出发，揭示了结直肠癌的全球疾病负担。通过基于人群的有组织筛查项目早期发现结直肠癌，可有效降低结直肠癌死亡率，这能通过基于死亡率指标的有组织服务筛查的循证评价和分解方法得到证明。根据 HDI

和结直肠癌死亡率的相关性，低收入和中等收入亚洲国家迫切需要实施有组织服务筛查计划。在简要回顾了与结直肠癌相关的风险因素后，提出随着生活方式的改变和 MetS 患者数量的不断增加，为了在亚洲国家有效地提供基于人群的有组织服务筛查计划，应在考虑遗传易感性和家族史的情况下，提供针对高风险人群但仍然基于所有人群的有组织服务筛查计划。

这种针对高风险人群的有组织筛查计划甚至可能通过方便地检测 f-Hb 浓度实现，该数值已被证明为个体风险特征的替代物。

（杨　军　董　坚译）

参 考 文 献

Ahmed RL，Schmitz KH，Anderson KE，et al，2006. The metabolic syndrome and risk of incident colorectal cancer. Cancer，07（1）：28-36.

Arnold M，Sierra MS，Laversanne M，et al，2017. Global patterns and trends in colorectal cancer incidence and mortality. Gut，66：683-91.

Bardou M，Barkun AN，Martel M，2013. Obesity and colorectal cancer. Gut，62（6）：933-47.

Bilano V，Gilmour S，Moffiet T，et al，2015. Global trends and projections for tobacco use，1990-2025：an analysis of smoking indicators from the WHO comprehensive information systems for tobacco control. Lancet，385（9972）：966-76.

Bray F，Ferlay J，Soerjomataram I，et al，2018. Global cancer statistics 2018：GLOBOCAN estimates of incidence and mortality worldwide for 36 cancers in 185 countries. CA Cancer J Clin，68（6）：394-424.

Carr PR，Alwers E，Bienert S，et al，2018. Lifestyle factors and risk of sporadic colorectal cancer by microsatellite instability status：a systematic review and meta-analyses. Ann Oncol，29（4）：825-34.

Chen TH，Chiu YH，Luh DL，et al，2004. Community-based multiple screening model：design，implementation，and analysis of 42，387 participants. Cancer，100（8）：1734-43.

Chiu HM，Lee YC，Tu CH，et al，2015. Effects of metabolic syndrome and findings from baseline colonoscopies on occurrence of colorectal neoplasms. Clin Gastroenterol Hepatol，13（6）：1134-42.

Chiu HM，Lin JT，Shun CT，et al，2007. Association of metabolic syndrome with proximal and synchronous colorectal neoplasm. Clin Gastroenterol Hepatol，5（2）：221-9.

Chou CK，Chen SL，Yen AM，et al，2016. Outreach and inreach organized service screening programs for colorectal cancer. PLoS One，11（5）：e0155276.

Henrikson NB，Webber EM，Goddard KA，et al，2015. Family history and the natural history of colorectal cancer：systematic review. Genet Med，17（9）：702-12.

Hsu YC，Chiu HM，Liou JM，et al，2012. Glycated hemoglobin A1c is superior to fasting plasma glucose as an independent risk factor for colorectal neoplasia. Cancer Causes Control，23（2）：321-8.

Jochem C，Leitzmann M，2016. Obesity and colorectal cancer. Recent Results Cancer Res，208：17-41.

Johnson CM，Wei C，Ensor JE，et al，2013. Meta-analyses of colorectal cancer risk factors. Cancer Causes Control，24（6）：1207-22.

Keum N，Bao Y，Smith-Warner SA，et al，2016. Association of physical activity by type and intensity with digestive system cancer risk. JAMA Oncol，2（9）：1146-53.

Keum N，Giovannucci E，2019. Global burden of colorectal cancer：emerging trends，risk factors and prevention strategies. Nat Rev Gastroenterol Hepatol，16（12）：713-32.

Lee YC，Hsu CY，Chen SLS，et al，2019. Effects of screening and universal healthcare on long-term colorectal cancer mortality. Int J Epidemiol，48（2）：538-48.

Liu PH，Wu K，Ng K，et al，2019. Association of obesity with risk of early-onset colorectal cancer among women. JAMA Oncol，5（1）：37-44.

Lynch HT，Smyrk TC，Watson P，et al，1993. Genetics，natural history，tumor spectrum，and pathology of hereditary nonpolyposis colorectal cancer：an updated review. Gastroenterology，104（5）：1535-49.

Murphy N，Ward HA，Jenab M，et al，2019. Heterogeneity of colorectal cancer risk factors by anatomical subsite in 10 European countries：a multinational cohort study. Clin Gastroenterol Hepatol，17（7）：1323-31.

Oh M，McBride A，Yun S，et al，2018. BRCA1 and BRCA2 gene mutations and colorectal cancer risk：systematic review and meta-analysis. J Natl Cancer Inst，110（11）：1178-89.

Onyoh EF，Hsu WF，Chang LC，et al，2019. The rise of colorectal cancer in Asia：epidemiology，screening，and management. Curr Gastroenterol Rep，21（8）：36.

Pesola F，Eloranta S，Martling A，et al，2020. Family history of colorectal cancer and survival：a Swedish population-based study. J Intern Med，287：723.

Poynter JN，Haile RW，Siegmund KD，et al，2009. Associations between smoking，alcohol consumption，and colorectal cancer，overall and by tumor microsatellite instability status. Cancer Epidemiol Biomark Prev，18（10）：2745-50.

Sanford NN，Giovannucci EL，Ahn C，et al，2020. Obesity and younger versus older onset colorectal cancer in the United States，1998-2017. J Gastrointest Oncol，11（1）：121-6.

Shaw E，Farris MS，Stone CR，et al，2018. Effects of physical activity on colorectal cancer risk among family history and body mass index subgroups：a systematic review and meta-analysis. BMC Cancer，18（1）：71.

Siegel RL，Fedewa SA，Anderson WF，et al，2017. Colorectal cancer incidence patterns in the United States，1974-2013. J Natl Cancer Inst，109（8）：djw322.

Stocks T，Lukanova A，Bjørge T，et al，2011. Metabolic factors and the risk of colorectal cancer in 580000 men and women in the metabolic syndrome and cancer project（Me-Can）. Cancer，117（11）：2398-407.

Stoffel EM，Murphy CC，2020. Epidemiology and mechanisms of the increasing incidence of colon and rectal cancers in young adults. Gastroenterology，158（2）：341-53.

Tseng PH，Lee YC，Chiu HM，et al，2012. Association of diabetes and HbA1c levels with gastrointestinal manifestations. Diabetes Care，35（5）：1053-60.

第 2 章
基于人群的结直肠癌有组织服务筛查

Szu-Min Peng，Sam Li-Sheng Chen

摘　　要：本章首先介绍了将以粪便检查为基础的筛查方法所示的结直肠癌筛查推广到服务性筛查项目的必要性。通过对符合筛查条件的目标人群的纳入、信息系统建设、及时随访、质量控制和更好的临床结果跟踪，区分了机会性筛查与有组织服务筛查的概念和特征。之后对现有的筛查计划进行了系统回顾，包括对过去 20 年中，各国的结构化机会性筛查或基于人群的结直肠癌筛查进行了系统回顾，根据每轮筛查的检出率和筛查间确诊的癌症，确定了定期人群有组织服务筛查的结直肠癌早发现的检测模式，并总结了实施基于人群的有组织服务筛查的关键要素。这些措施包括动员社区建设提高就诊率，安装综合信息管理系统，建立无障碍转诊系统，为扩大筛查和临床服务招募足够的人力，提供持续的财政支持，整合国家或地区卫生保健政策，以循证信息为指导，将初级保健制度和医疗保险制度整合，以及开展循证评估。

为了实现结直肠癌筛查成本最小化、效益最大化，我们更接受有组织服务筛查，而不是机会性筛查，以便系统地进行监测和评估包括纳入、筛查、确诊、转诊、治疗、监测、随访的一系列定期筛查计划。

关键词：机会性筛查；有组织筛查；结直肠癌；基础设施

2.1　以证据为基础的人群结直肠癌筛查

自 1980 年以来，以粪便检查为基础的人群结直肠癌筛查越来越受到关注。在美国和欧洲进行了三项大规模的基于人群的随机对照试验，以证明其对于降低结直肠癌死亡率的功效。明尼苏达州的一项基于愈创木脂粪便潜血试验（gFOBT）的结直肠癌筛查随机试验表明，每年进行筛查和每两年进行一次筛查使死亡率分别降低了 33% 和 18%（Mandel et al.，1993）。两项欧洲随机试验表明每两年进行一次 gFOBT 筛查使结直肠癌的死亡率降低了

15%～18%（Kronborg et al.，1996）。尽管进行了这三项研究，但是大规模筛查对降低肠癌发病率或死亡率的有效性，在很大程度上取决于筛查的接受度、结肠镜诊断率、筛查手段的效率、目标人群的选择、预防策略、随访的依从性和治疗费用。这些问题在筛查的有效性中起着重要作用，可根据这些研究结果制订筛查计划。

2.2 机会性筛查与有组织筛查

结直肠癌的服务筛查可以通过机会性筛查或有组织筛查模式来实现。有组织筛查和机会性筛查之间的区别主要取决于是否纳入合格的受试者进行筛查，如何纳入合格的受试者进行确诊，以及癌前腺瘤和早期发现的结直肠癌是否进行随后的定期监测。

图 2.1 显示了通过采用粪便免疫化学试验（FIT）进行结直肠癌筛查的流程。该过程包括三个主要步骤：FIT 筛查，筛查阳性病例的转诊，以及发现和确诊肿瘤后的处理。在有组织筛查计划中，第一步是让目标人群参与筛查测试，第二步是推荐筛查试验阳性的受试者进行确认性或诊断性检查。然后在随访期间对筛查发现的肿瘤进行监测，并为早期发现的侵袭性结直肠癌患者提供及时的治疗。此外，它还需要资金来实施结直肠癌筛查和提供必要的基础设施。以上均为筛查的关键要素（Rabeneck，2006）。机会性筛查也是一种发现

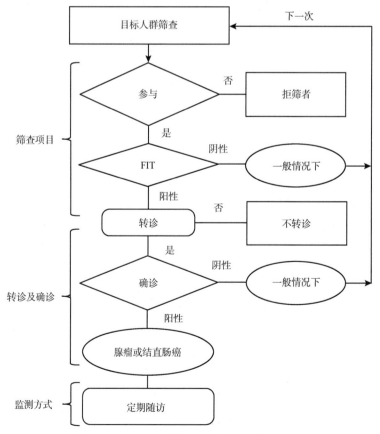

图 2.1 基于 FIT 的结直肠癌有组织筛查流程

结直肠癌的方法，它取决于全科医生对二级预防的意识，或者取决于患者去医疗机构就诊时的态度。但在机会性筛查中，缺乏纳入名单、定期检查（定期筛查）、有组织的转诊以进行确诊、管理良好的监测、充分的治疗及循证评估。

有组织筛查中纳入列表是在户口登记的基础上生成的，包括整个目标人群。如果某人未纳入列表中，则个人仍然能够到医疗机构通过机会性筛查寻求筛查服务。有组织筛查与机会性筛查在评估方面的主要区别在于，有组织筛查的组织者能够监测覆盖率、纳入率、关键质量指标、对监测的依从性等指标，最重要的是，其能够对筛查效益进行评估。如上所述，这些特征可能会影响筛查的有效性，应管理和监督筛查流程中的每个步骤。如果不能确保筛查过程中任何步骤的质量，那么筛查的获益将无法体现。从这个角度来看，有组织筛查与机会性筛查相反，它能够使人们更有序地进行筛查，从而使效率和有效性最大化并且节省成本。

2.3　全球现有的筛查计划

表 2.1 汇总了当前不同国家及地区的结直肠癌筛查类型。除马来西亚和菲律宾外，亚太地区的筛查项目大多属于有组织筛查，而美国、波兰和德国的筛查项目则以机会性筛查为主。一般来说，机会性筛查不是由专门的筛查组织者集中举办的，筛查测试的不同检测项目可以根据医生或个人的意愿推荐。

表 2.1　不同国家及地区的有组织或机会性结直肠癌筛查

国家及地区	筛查计划类型	检测项目	目标人群年龄范围（岁）
韩国	全面有组织筛查	FIT	≥50
日本	全面有组织筛查	FIT	≥40
中国	区域性有组织筛查	FIT	40～74
中国香港	全面有组织筛查	FIT	50～75
中国台湾	全面有组织筛查	FIT	50～74
澳大利亚	全面有组织筛查	FIT	50～74
美国	机会性筛查	结肠镜检查、FIT	50～74
加拿大	全面有组织筛查	gFOBT/FIT	50～74
比利时	全面有组织筛查	FIT	50～74
意大利	全面有组织筛查	FIT/软式乙状结肠镜检查	（50～70）/（58～69）
西班牙	全面有组织筛查	FIT	50～74
以色列	全面有组织筛查	gFOBT/FIT	50～74
荷兰	全面有组织筛查	FIT	55～75
英国	全面有组织筛查	gFOBT/FIT	50～75
苏格兰	全面有组织筛查	FOBT/FIT	50～74
波兰	机会性筛查	结肠镜检查	55～64
克罗地亚	全面有组织筛查	gFOBT	50～74
法国	全面有组织筛查	gFOBT	（45～74）/（50～74）
捷克	全面有组织筛查	gFOBT/FIT	≥50

续表

国家及地区	筛查计划类型	检测项目	目标人群年龄范围（岁）
德国	机会性筛查	gFOBT/结肠镜检查	≥50
拉脱维亚	机会性筛查	FOBT/FIT	≥50
立陶宛	全面有组织筛查	FIT	50～74

由于机会性筛查中可能存在随访系统或质控机制方面的问题，其筛查情况（即筛查的接受度、结肠镜检查的依从性或结肠镜检查质量指标）可能不会被定期监测和管理，因此筛查的整体质量可能因国家或地区而异。此外，在机会性筛查中，因为使用了不同的筛查测试手段，筛查间隔不规律，被检者也可以从一种筛查测试方式切换到另一种筛查测试方式，由于筛查方式的反复切换，以及随访信息缺失，导致患者的临床结局缺失，并最终未能纳入相关研究的主要结果（癌症或死亡登记）有关的和其他数据库集成的中央筛查数据库，筛查效益或有效性更难评估。机会性筛查的主要优势是，个人拥有更多的自主权和更多的筛查方式选择，但有时这可能会损害筛查管理的有效性，甚至可能损害成本-效益（表2.2）。只有通过有组织筛查，才能在人力和资金有限的情况下，对整个目标人群进行高质量的大规模筛查（Dubé，2018；Rabeneck et al.，2020）。

表 2.2 机会性筛查和有组织筛查的比较

组织/过程/结果	机会性筛查	有组织筛查
组织		
背景与方法	诊所或医院	认证的筛查中心或单位
	个案查询	筛查服务
人力	无特殊要求	健康管理工作者
		经培训的人员
保险、支付的医疗保险系统	由保险公司或个人支付	政府支付
		全覆盖
		信息技术基础设施
过程		
入组	机会性入组	目标人群
		纳入、排除标准
		随访系统
转诊	正常进行	后续测试
		安排合理
		质量保障（内镜医师的认证、结肠镜检查的监测、不良事件、不完整结肠镜检查比例的监测）
监管	不定期监测	定期监测
	患者意愿	及时随访
治疗方案	治疗指南	治疗指南
结果		
敏感性	无法评估	可供评估
进展期结直肠癌	难以评估	可供评估
死亡率	难以评估	可供评估

2.4　基于人群的有组织服务结直肠癌定期筛查

基础的有组织服务筛查是定期的，并有固定的筛查间隔。由于受每轮筛查受检率的影响，在基于人群的有组织服务定期筛查计划中定义了四种检测模式，包括流行病学筛查确诊的结直肠癌、后续筛查确诊的结直肠癌、间隔期筛查确诊的结直肠癌（结直肠癌确诊发生在筛查轮次之间）和拒绝筛查者确诊的结直肠癌（拒筛者罹患结直肠癌）。根据定义，流行病学筛查和后续筛查检测到的结直肠癌是无症状结直肠癌，并通过筛查活动检测到。间隔期结直肠癌和拒筛者中的结直肠癌是症状性结直肠癌（图 2.2）。

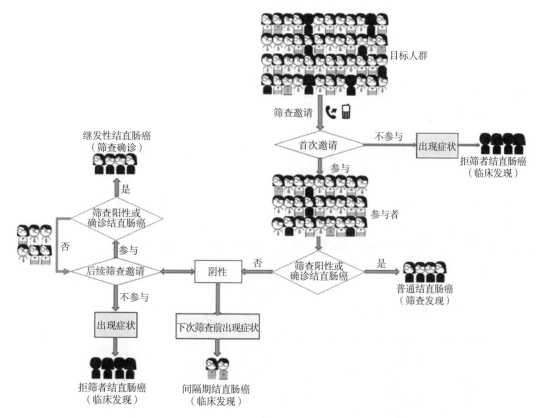

图 2.2　基于人群的有组织服务筛查的过程和检测模式

1. 流行病学筛查确诊的结直肠癌

根据纳入名单和筛查史，粪检阳性并在第一轮筛查中被诊断为结直肠癌被定义为流行病学筛查确诊的结直肠癌，通常可以通过将筛查数据库与癌症登记数据库相连接来识别。

2. 后续筛查确诊的结直肠癌

实施中的筛查计划，应根据项目的策略，在固定的筛查间隔内进行重复筛查。与流行病学筛查检测的结直肠癌相比，既往筛查呈阴性的结直肠癌被定义为后续筛查确诊的结直肠癌，也可以通过将筛查数据库与癌症登记数据库相连接来识别。

3. 间隔期筛查确诊的结直肠癌

既往筛查粪便试验结果为阴性，但在下一轮筛查前被诊断为有临床症状的结直肠癌被定义为间隔期癌症（在 FIT 筛查程序中称为 FIT 间隔期癌症），漏诊原因可能是筛查手段的敏感性不够或其为新发生的结直肠癌。对于那些接受结肠镜检查之后但在推荐的监测间隔（通常建议的监测间隔，结肠镜检查阴性为 10 年，低危腺瘤为 5 年，高危腺瘤为 3 年）之前发展为结直肠癌者，称为结肠镜检查间隔期癌症（Sanduleanu et al.，2015）。间隔期癌症是筛查绩效的一个重要替代指标，特别是在发病率或死亡率数据仍然不可用的情况下。间隔期癌症数量越多，代表程序敏感性越低。从这一观点来看，癌症登记在提供周期性筛查项目引起的间隔期癌症信息方面起着重要作用。

4. 拒绝筛查者确诊的结直肠癌

那些应当接受筛查但拒绝任何筛查测试并被诊断为结直肠癌者，被定义为拒绝筛查者确诊的结直肠癌，也可以通过将筛查数据库与癌症登记数据库连接进行识别。

2.5　基于人群的结直肠癌有组织服务筛查的基本要素

实施基于人群的有组织服务定期筛查是一项复杂的任务，因为它需要制定整体方案，而不仅仅是实施单个程序或项目。换言之，实施基于人群的有组织筛查的目的是建立一个程序，阐明与筛查服务有关的各种关键要素，其中包括动员社区建设、建立全面和综合的信息系统、建设无障碍的转诊系统、招募足够的人力进行社区筛查和临床服务、提供持续的资金支持、国家或地区医疗政策的整合、循证信息的指导及基层医疗系统和医疗保险系统的整合。基于人群的结直肠癌筛查的关键要素如图 2.3 所示。

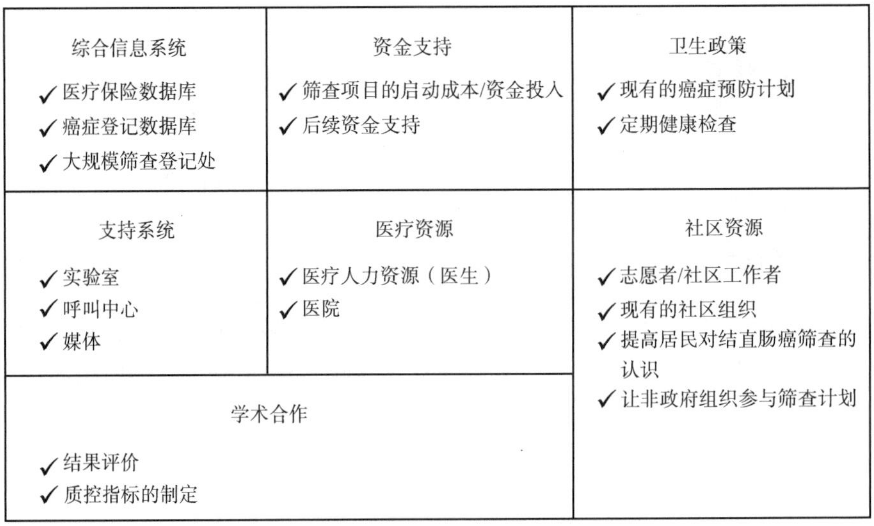

综合信息系统	资金支持	卫生政策
✓医疗保险数据库 ✓癌症登记数据库 ✓大规模筛查登记处	✓筛查项目的启动成本/资金投入 ✓后续资金支持	✓现有的癌症预防计划 ✓定期健康检查
支持系统	医疗资源	社区资源
✓实验室 ✓呼叫中心 ✓媒体	✓医疗人力资源（医生） ✓医院	✓志愿者/社区工作者 ✓现有的社区组织 ✓提高居民对结直肠癌筛查的认识 ✓让非政府组织参与筛查计划
学术合作		
✓结果评价 ✓质控指标的制定		

图 2.3　结直肠癌筛查程序基础设施的关键要素

2.5.1 卫生政策

为了考虑实施结直肠癌筛查策略的可行性,筛查政策的制定者必须首先根据筛查理论、现有证据和可用资源选择最佳的筛查方法,然后与当地的预防政策相结合,如政府负责将现有的提供有组织筛查计划及机会性筛查的机构与政府部门进行联系。此外,医院有义务向癌症登记处报告确诊的癌症,这对于准确评估筛查效果是必不可少的;也需要颁布相关法规,以中国台湾地区为例,台湾地区有关癌症防治的法规于 2003 年颁布,比结直肠癌筛查项目启动早了 1 年,从而为整合筛查所需资源、各医疗机构有义务报告筛查相关信息及筛查项目的质量和效果评估提供了依据。制定筛查指南是对民众进行筛查并为医生提供实用性指南的另一种有效方法。

2.5.2 资金支持

资金支持对于筛查计划的可持续发展至关重要,因此筛查政策制定者应努力确保持续的资金来源。筛查计划还必须考虑现有的预防计划,并尝试将其引导或整合到新近形成的计划中,以避免资源浪费或类似活动的重复。这对于实施新的筛查计划可能是一个棘手的问题,因为新计划的财政资源可能来自中央上级主管部门,而其他现有的筛查计划可能由地方主管部门、研究项目或其他非政府组织资助。实际上,资金支持可以从一个小规模的研究项目进行试点筛选,然后升级为指定用于国家项目的大规模资金支持。

2.5.3 医疗保健资源

在开展结直肠癌筛查计划之前,对医疗资源进行清点并重新分配是至关重要的。随着筛查的开展或普及,预先规划可预测的筛查需求,从而增加实验室工作量、结肠镜检查需求和临床能力,以管理筛查发现的肿瘤,是顺利进行筛查的必要条件。在中国台湾地区筛查计划中,当该计划已启动 5 年并于 2009 年全面推出时,结肠镜检查的需求量急剧增加,由于 FIT 阳性人数增加了 3 倍,同时结肠镜检查的排队时间延长,导致结肠镜检查率降低(Chou et al., 2016;Jen et al., 2019)。3 年后,通过调整筛查后勤管理,并与专业协会和医院联系,结肠镜检查率由 50% 逐渐回升至 70%。此外,亦可根据先导研究结果所得的参数、目前的人力,以及结直肠癌流行病学的本地趋势,得出对专业人员(如消化科医生、外科医生或肿瘤科医生)的需求量,以实施筛查程序和对筛查发现的肿瘤进一步处理,这种提前的计划将有助于筛查政策制定者培养和部署必要的人力(Seeff et al., 2004;Nnoaham 和 Lines, 2008;Joseph et al., 2016)。

与结直肠癌筛查服务的需求模型相对应,筛查服务中的劳动力为医务人员及医护人员(图 2.4)。

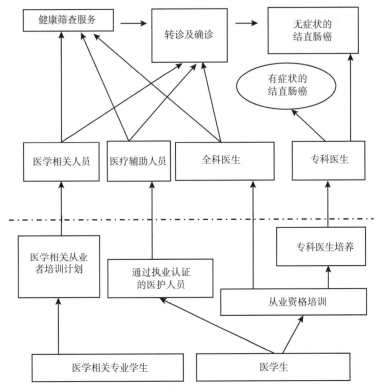

图 2.4　结直肠癌筛查所需的不同人力

如果使用 FIT 对目标人群进行筛查，则将接受 FIT 的人定义为被筛查者，而未接受 FIT 的人被归类为拒绝筛查者。如果被筛查者的 FIT 结果为阳性，则对其进行诊断性结肠镜检查以确认是否需要进一步治疗。在组织学或影像学检查确认后，将提供进一步的治疗，包括息肉切除术或手术，甚至全身治疗。

2.5.4　社区资源

为了使人们认识到每个个体都有责任和义务保持健康，筛查计划不仅应为人们提供筛查服务，还应采取措施提高人们对结直肠癌的认识并鼓励人们参与健康推广活动。这些措施包括鼓励并调动社区活跃人物参加筛查活动，召集社会志愿者参加筛查活动及动员非政府组织参与筛查启蒙或宣传活动。

2.5.5　普通保健系统之外的支持系统

除普通卫生保健系统外，其他支持系统在筛查中也起着举足轻重的作用。与其他癌症筛查程序相比，结直肠癌筛查相当复杂，因为它有多个步骤，包括促使人们进行 FIT 筛查，将 FIT 检测阳性者转诊以接受结肠镜检查等诊断性检查，结肠镜检查是侵入性检查且需要复杂的肠道准备过程，如果 FIT 阴性，则建议定期进行 FIT 筛查。如果没有认真实施所有步骤，则每个被忽视的步骤都可能影响筛查效果，并且可能影响筛查程序的质量。例如，根据最近的研究，延长结肠镜检查的等待时间不仅影响患者对结肠镜检查的依从性，还可能增加患结直肠癌风险和结直肠癌死亡率（Corley et al.，2014；Lee et al.，2019；Beshara et al.，2020），并且可导致间隔期筛查确诊的结直肠癌增多（Jen et al.，2019）。尽管需要额外的人力，并增加了筛查过程，但专门的呼叫中心可以帮助完成此任务。

　　具有专业认证资质的 FIT 实验室可以促进大型行政区域粪便样本的及时高通量管理。在中国台湾地区的筛查项目中，一些实验室提供收集粪便样本的上门服务，显著减少了人们的出行不便，这在很大程度上有助于提高筛查的接受率。

2.5.6　信息系统

　　筛查计划所需的卫生信息系统应具有两个基本功能：初级数据库系统及其与外部数据源的联系。主要数据库系统由登记和数据录入系统、转诊和随访系统及评估系统组成。数据录入的单位不仅以记录为基础，还包括个人甚至家庭或系谱信息。数据登记系统不仅考虑到在上门服务后避免不必要的医疗保险重复支付，还减少了在不同的基层医疗单位进行健康检查的可能性。转诊和随访系统非常灵活，可以召回被通知要求进一步确认疾病状况的参与者。该系统有时应根据患者被安排转诊或由卫生中心集中管理的设置进行调整。用于筛查的卫生信息系统还应包括对筛查计划的评估，外部数据链接，包括人口登记、癌症和死亡登记，以及关于医疗保险的申报数据。

2.5.7　循证评估

　　结果评估，尤其是有效性评估，对于筛查计划是至关重要的。与随机试验不同，筛查计划的评估更为复杂，并且涉及复杂的方法论，因为通常有很多混杂因素和偏差需要进行调整。此外，经济评估是另一个重要方面，它包括选择成本最低的策略以实现最大效力（成本–效益/效用分析），以及评估可以产生多少收益（成本–收益分析）。与学术界的合作可以通过发现解决方案、知识转移和增强合作伙伴关系来促进这一进程。一些与重要临床结果（即结直肠癌死亡或发病率）相关的关键筛查质量指标也可以通过这种合作来开发。

　　综上所述，为了符合循证筛查的原则，结直肠癌筛查服务应包括以下几个部分：①明确的早、晚发现癌症的检测模式，年龄范围和筛查间隔；②有组织的转诊和确诊后计划，有足够的医疗服务能力（包括肿瘤管理和临床监测）；③明确的质量指标和监测/审计系统；④全面的筛查服务信息系统；⑤循证评价，包括有效性或成本–效益或成本–效用分析。

（杨　军　董　坚译）

参 考 文 献

Abu-Freha N，2019. Should colonoscopy be the primary screening modality for colorectal cancer in Israel? Harefuah，158（8）：523-8.

Benson VS，Patnick J，Davies AK，et al，2008. International Colorectal Cancer Screening Network. Colorectal cancer screening：a comparison of 35 initiatives in 17 countries. Int J Cancer，122（6）：1357-67.

Beshara A，Ahoroni M，Comanester D，et al，2020. Association between time to colonoscopy after a positive guaiac fecal test result and risk of colorectal cancer and advanced stage disease at diagnosis. Int J Cancer，146（6）：1532-40.

Boguradzka A，Wisniewski M，Kaminski，et al，2014. The effect of primary care physician counseling on participation rate and use of sedation in colonoscopy-based colorectal cancer screening program—a randomized controlled study. Scand J Gastroenterol，49（7）：878-84.

Bugajski M，Rupinski M，Wieszczy P，et al，2019. Key performance measures for colonoscopy in the polish colonoscopy screening program. Endoscopy，51（9）：858-65.

Cai SR，Huang YQ，Zhang SZ，et al，2019. Effects of subitems in the colorectal cancer screening protocol on the Chinese colorectal cancer screening program：an analysis based on natural community screening results. BMC Cancer，19（1）：47.

Cai SR，Zhang SZ，Zhu HH，et al，2009. Barriers to colorectal cancer screening：a case-control study. World J Gastroenterol，15（20）：2531.

Choi KS，Lee HY，Jun JK，et al，2012. Adherence to follow-up after a positive fecal occult blood test in an organized colorectal cancer screening program in Korea，2004-2008. J Gastroenterol Hepatol，27（6）：1070-7.

Chou CK，Chen SL，Yen AM，et al，2016. Outreach and inreach organized service screening programs for colorectal Cancer. PLoS One，11（5）：e0155276.

Cole SR，Smith A，Wilson C，et al，2007. An advance notification letter increases participation in colorectal cancer screening. J Med Screen，14（2）：73-5.

Corley DA，Levin TR，Doubeni CA，2014. Adenoma detection rate and risk of colorectal cancer and death. N Engl J Med，370（26）：2541.

Courtier R，Casamitjana M，Macià F，et al，2002. Participation in a colorectal cancer screening programme：influence of the method of contacting the target population. Eur J Cancer Prev，11（3）：209-13.

Digby J，McDonald PJ，Strachan JA，et al，2013. Use of a faecal immunochemical test narrows current gaps in uptake for sex，age and deprivation in a bowel cancer screening programme. J Med Screen，20（2）：80-5.

Dubé C，2018. Organized screening is better than opportunistic screening at decreasing the burden of colorectal cancer in the United States. Gastroenterology，155（5）：1302-4.

European Colorectal Cancer Screening Guidelines Working Group，von Karsa L，Patnick J，et al，2013. European guidelines for quality assurance in colorectal cancer screening and diagnosis：overview and introduction to the full supplement publication. Endoscopy，45（1）：51-9.

Forbes GM，Mendelson RM，Edwards JT，et al，2006. A comparison of colorectal neoplasia screening tests：a multicentre community-based study of the impact of consumer choice. Med J Aust，184（11）：546-50.

Giorgi Rossi P，Grazzini G，Anti M，et al，2011. Direct mailing of faecal occult blood tests for colorectal cancer screening：a randomized population study from Central Italy. J Med Screen，18（3）：121-7.

Jen HH，Wang TH，Chiu HM，et al，2019. Hurdle Poisson regression model for identifying factors related to noncompliance and waiting time for confirmatory diagnosis in colorectal cancer screening. Int J Technol Assess Health Care，35（2）：85-91.

Joseph DA，Meester RG，Zauber AG，et al，2016. Colorectal cancer screening：estimated future colonoscopy need and current volume and capacity. Cancer，122（16）：2479-86.

Kaminski MF，Kraszewska E，Rupinski M，et al，2015. Design of the polish colonoscopy screening program：a randomized health services study. Endoscopy，47（12）：1144-50.

Katičić M，Antoljak N，Kujundžić M，et al，2012. Results of national colorectal cancer screening program in Croatia（2007-2011）. World J Gastroenterol，18（32）：4300.

Kronborg O, Fenger C, Olsen J, et al, 1996. Randomised study of screening for colorectal cancer with faecal-occult-blood test. Lancet, 348: 1467-71.

Lee YC, Fann JC, Chiang TH, et al, 2019. Time to colonoscopy and risk of colorectal cancer in patients with positive results from fecal immunochemical tests. Clin Gastroenterol Hepatol, 17 (7): 1332-40.

Levi Z, Birkenfeld S, Vilkin A, et al, 2011. A higher detection rate for colorectal cancer and advanced adenomatous polyp for screening with immunochemical fecal occult blood test than guaiac fecal occult blood test, despite lower mpliance rate. A prospective, controlled, feasibility study. Int J Cancer, 128(10): 2415-24.

Libby G, Bray J, Champion J, et al, 2011. Pre-notification increases uptake of colorectal cancer screening in all demographic groups: a randomized controlled trial. J Med Screen, 18 (1): 24-9.

Mandel JS, Bond JH, Church TR, et al, 1993. Reducing mortality from colorectal cancer by screening for fecal occult blood. Minnesota Colon Cancer Control Study. N Engl J Med, 328 (19): 1365-71.

Navarro M, Nicolas A, Ferrandez A, et al, 2017. Colorectal cancer population screening programs worldwide in 2016: an update. World J Gastroenterol, 23 (20): 3632-42.

Nnoaham KE, Lines C, 2008. Modelling future capacity needs and spending on colonoscopy in the English bowel cancer screening programme. Gut, 57 (9): 1238-45.

Onyoh EF, Hsu WF, Chang LC, et al, 2019. The rise of colorectal cancer in Asia: epidemiology, screening, and management. Curr Gastroenterol Rep, 21 (8): 36.

Poskus T, Strupas K, Mikalauskas S, et al, 2015. Initial results of the national colorectal cancer screening program in Lithuania. Eur J Cancer Prev, 24 (2): 76-80.

Rabeneck L, 2006. An interview by Paul C Adams. Colorectal cancer screening: opportunistic or organized? Can J Gastroenterol, 20 (4): 249-50.

Rabeneck L, Chiu HM, Senore C, 2020. International perspective on the burden of colorectal cancer and public health effects. Gastroenterology, 158 (2): 447-52.

Sanduleanu S, le Clercq CM, Dekker E, et al, 2015. Definition and taxonomy of interval colorectal cancers: a proposal for standardising nomenclature. Gut, 64 (8): 1257-67.

Sano Y, Byeon JS, Li XB, et al, 2016. Colorectal cancer screening of the general population in East Asia. Dig Endosc, 28 (3): 243-9.

Schreuders EH, Ruco A, Rabeneck L, et al, 2015. Colorectal cancer screening: a global overview of existing programmes. Gut, 64 (10): 1637-49.

Seeff LC, Manninen DL, Dong FB, et al, 2004. Is there endoscopic capacity to provide colorectal cancer screening to the unscreened population in the United States? Gastroenterology, 127 (6): 1661-9.

Senore C, Inadomi J, Segnan N, et al, 2015. Optimising colorectal cancer screening acceptance: a review. Gut, 64 (7): 1158-77.

Suchanek S, Majek O, Vojtechova G, et al, 2014. Colorectal cancer prevention in the Czech Republic: time trends in performance indicators and current situation after 10 years of screening. Eur J Cancer Prev, 23 (1): 18-26.

Swan H, Siddiqui AA, Myers RE, 2012. International colorectal cancer screening programs: population contact strategies, testing methods and screening rates. Pract Gastroenterol, 36 (8): 20-9.

Tinmouth J, Patel J, Austin PC, et al, 2015. Increasing participation in colorectal cancer screening: results from a cluster randomized trial of directly mailed gFOBT kits to previous nonresponders. Int J Cancer, 136 (6): E697-703.

Van Roosbroeck S, Hoeck S, Van Hal G, 2012. Population-based screening for colorectal cancer using an immunochemical faecal occult blood test: a comparison of two invitation strategies. Cancer Epidemiol, 36 (5): e317-24.

第3章

结直肠癌筛查的选择

Tsung-Hsien Chiang，Yi-Chia Lee

摘　要： 结直肠癌不仅在发达国家是一个重要的健康问题，其在发展中国家的发病率也在持续上升，已成为全球范围内最常见的癌症之一。鉴于规避危险因素对一级预防的效果有限，二级预防——筛查和通过结肠镜检查早期发现的模式是目前降低结直肠癌死亡率最有效的方法。尽管如此，结肠镜检查本身耗时、耗力，并且有风险；此外，内镜医生数量有限使得在许多国家将其作为主要筛查工具是不切实际的。为了实现更好的资源配置，两阶段方法越来越受欢迎，即先进行非侵入性筛查，然后进行结肠镜检查等确认性检查。这种方法有两个优点：当大多数目标人群没有症状时，参与率更高；当筛查测试在识别结直肠癌受试者方面高度准确时，资源分配更合理。目前，有数种非侵入性筛查手段，包括粪便试验，如愈创木脂粪便潜血试验、粪便免疫化学试验和粪便 DNA 检测，以及血液检测，如 Septin-9 基因甲基化检测，使得筛查测试在诊断结直肠癌时更准确，且资源分配更好。即使是基于图像的检查，除了软式乙状结肠镜和结肠镜检查的侵入性检查外，还有一些非侵入性检查，如计算机断层扫描结肠造影和结肠胶囊内镜检查。本章将介绍不同大规模筛查中这些试验的性能和临床应用。

关键词： 结直肠癌筛查；愈创木脂粪便潜血试验；粪便免疫化学试验；粪便血红蛋白浓度；粪便 DNA 检测；肠道菌群检查；Septin-9 基因甲基化检测；计算机断层扫描（CT）；结肠胶囊内镜检查；软式乙状结肠镜检查；结肠镜检查

3.1　概　述

鉴于生活方式西化导致的结直肠癌发病率迅速上升，结直肠癌对全球健康构成重大威胁，分别成为男性和女性癌症相关死亡的第二和第三大常见原因（Siegel et al., 2017; Bishehsari et al., 2014）。尽管国际指南和专家共识建议对 50 岁或 50 岁以上的无症状个体进行结直肠癌筛查（Benard et al.，2018），但最近在年轻一代中普遍观察到结直肠癌风险增加的趋势（Lee et al.，2019b）。考虑到疾病负担可预见的增加，迫切需要一种有效的方法消除来自结直肠癌的威胁（Inra 和 Syngal，2015）。

确诊时的癌症分期是决定生存率的关键因素。结肠镜检查可以发现浅表癌灶，降低结直肠癌相关死亡率，达到早期诊断的目的，同时也提供了切除癌前病变（腺瘤性息肉）的机会，以减少新发病例的数量。然而，由于大多数国家获得认证的内镜医生数量有限，将其作为主要筛查工具仍然有困难（Rex 和 Lieberman，2001）。因此，需要对无症状人群进行风险分层，以便更好地分配内镜检查资源（Chiu et al.，2016）。在第一阶段，非侵入性筛查无创检测结直肠癌或进展期腺瘤具有良好的敏感度和特异度，可提高无症状人群对筛查的接受度或依从率。在随后的第二阶段，阳性结果患者的筛出，将提高结肠镜对早期肿瘤的检出率，并有可能使筛查计划成本–效益更高。如今，商业上可用于筛查的非侵入性筛查试验可分为基于粪便的筛查和基于血液的筛查（图 3.1）。前者包括愈创木脂粪便潜血试验（gFOBT）、粪便免疫化学试验（FIT）和粪便 DNA 检测，后者包括 Septin-9 基因甲基化检测。此外，这里还将介绍直接可视化筛查或诊断方法，包括 CT 结肠造影（CTC）及结肠胶囊内镜（CCE）、软式乙状结肠镜和结肠镜检查（图 3.1）。在本章中，将讨论这些不同检测方法的性能，并在大规模筛查背景下比较它们的优缺点；还将讨论检测粪便样本中的血红蛋白浓度对精确风险分层的新作用，以及量化肠道微生物区系失调的可能性，这些都将运用于结直肠癌的一级和二级预防。

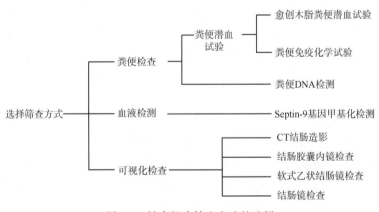

图 3.1 结直肠癌筛查方法的选择

3.2 基于粪便检查的筛查方式

3.2.1 粪便潜血试验

当结直肠肿瘤的大小和侵袭性增加时，它就开始向粪便中排出可被检出的血液。愈创木脂粪便潜血试验是结直肠癌筛查最传统的方法。将粪便样本放在愈创木脂试纸上，通过血红素和愈创木脂的化学反应来检测粪便中的血红蛋白（Hb），研究人员已经证明了其检

测结直肠癌的敏感度为 79.4%（95%CI 64.3%～94.5%），特异度为 86.7%（95%CI 85.9%～
87.4%）（Allison et al.，1996）。这种方法的一个缺点是需要限制饮食，以避免铁补充剂、
含有非人类 Hb 的红肉和某些含有具过氧化物酶特性的化学物质的蔬菜导致假阳性结果
（Rockey，1999）。另一个缺点是这项检测区分上消化道和下消化道出血的能力有限（Chiang
et al.，2011）。此外，其阳性的判断是相当主观的，需要专业人员对检测结果进行目视判断，
这也限制了该方法在大规模筛查中的应用。

相比之下，某些特性是人类珠蛋白所特有的（Carroll et al.，2014）。一项由同一天接受
上、下消化道内镜检查的 2796 名无症状队列受试者参与的研究表明，FIT 对于预测下消化
道病变有特异性，但无法发现上消化道病变（Chiang et al.，2011）。此外，配对结果阳性和
阴性的受试者上消化道病变的患病率没有显著性差异。FIT 的另一个重要优势是它能够提
供 Hb 的定性和定量检测。前者（定性拟合）使用侧流免疫层析方法，因此与基于愈创木
脂的检测类似，当粪便中的 Hb 浓度高于制造商定义的截断值时，它可以快速提供可视化
结果（Hundt et al.，2009）。定量拟合法采用免疫比浊法测定粪便样本中的 Hb。尽管这两
种方法都基于抗原–抗体反应原理，但定量拟合还提供了一种数值测量方法，以便根据所需
的结肠镜检查次数和肿瘤的结肠镜检出率进行权衡来调整阳性结果的截断值。

检测性能方面，在一项以医院数据为基础的研究中，同时使用结肠镜检查和以 10μg
Hb/g 粪便为截断值检测结直肠癌的 FIT（OC-Light V-PC50 和 V-PH80），显示出 78.6%
（95%CI 58.5%～91.0%）的敏感度和 92.8%（95%CI 92.5%～93.2%）的特异度。同样，
一项对包括 9 种来自不同种族人群研究的综合分析发现，以 20μg Hb/g 粪便为截断值检测
结直肠癌的敏感度为 89%（95%CI 80%～95%），特异度为 91%（95%CI 89%～93%）（Lee
et al.，2014）。尽管还没有随机对照试验证明 FIT 在降低结直肠癌死亡率方面优于 gFOBT，
但对 14 个随机对照试验进行的 meta 分析通过比较 FIT 和 gFOBT 的性能，发现 FIT 可以
检出比 gFOBT 多 1 倍以上（2.28 倍，95%CI 1.68～3.10）的结直肠癌和进展期腺瘤（Hassan
et al.，2012）。除了其更好的检测性能外，FIT 还具有使用快速、大批量处理样本的优势，
这使得它在临床实践中越来越受欢迎，特别是在大规模人群筛查项目中得到广泛应用
（Zhu et al.，2010；Tinmouth et al.，2015）。

FIT 的一个潜在问题是难以比较不同产品之间的定量试验结果。由于检测 Hb 的抗体、
缓冲液和采样设备可能不同，不同品牌的 FIT 设备，即使那些声称截断值相同的 FIT 设备，
在测试性能方面也可能有所不同。在中国台湾地区的一项研究中，具有相同截断浓度（20μg
Hb/g 粪便）的两种定量检测设备（OC-Sensor 和 HM-JACK）特别是在检测近端结肠癌的能
力方面显示出不同的性能。在荷兰的一项随机试验中，两种定量 FIT（OC-Sensor 和
FOB-Gold）在截断浓度为 10μg Hb/g 粪便时，也显示出不同的阳性率，并导致不同的诊断
结果（Grobbee et al.，2017）。

大多数 FIT 给出了截断浓度为"ng Hb/ml"的缓冲液。由于不同品牌的 FIT 在取样棒
上有不同的标志，缓冲液的体积也不同，很难比较不同品牌 FIT 的结果。为了解决这一问
题，人们提出了一种标准化的 FIT 检测结果系统，并以"μg Hb/g"粪便作为统一的测量标
准，有了这个统一的单位，才能使不同 FIT 结果更具可比性。

3.2.2　粪便血红蛋白浓度的作用

近年来的研究表明，粪便血红蛋白浓度（FHbC）对于结直肠癌的危险分层和确定结肠镜检查的优先顺序是一个有效的指标。中国台湾地区的一项研究表明，基线 FIT 浓度甚至低于被认为是阳性结果的截断值（即 20μg Hb/g 粪便），与随后的纵向随访期间发生结直肠肿瘤的风险相关。此外，在没有接受结肠镜检查的阳性匹配结果（高于 20μg Hb/g 粪便的截断值）的患者中，基线 FHbC 较高与结直肠癌的死亡风险增加相关。未接受结肠镜随访的 FHbC 为 20～49μg Hb/g 粪便、50～99μg Hb/g 粪便和＞100μg Hb/g 粪便的受试者的死亡风险分别是接受结肠镜随访的相似受试者的 1.31 倍（95%CI 1.04～1.71）、2.21 倍（95%CI 1.55～3.34）和 2.53 倍（95%CI 1.95～3.43）。FIT 结果阳性后等待结肠镜检查的时间也与风险增加相关。基线 FIT 量化值与随后的任何结直肠癌和进展期疾病的风险之间存在明显的梯度关系（Lee et al.，2019a）。以 FHbC 在 20～49μg Hb/g 粪便的患者为基线，每增加 10μg Hb/g 粪便，结直肠癌风险增加 9.9%（95%CI 9.4%～10.5%），且进展期疾病风险增加 12.7%（95%CI 11.5%～13.9%）（Lee et al.，2019a）。

3.2.3　粪便 DNA 检测

结直肠癌的发生与遗传和表观遗传病变的进展及积累从而导致抑癌基因失活和原癌基因激活有关。因此，直接检测从结直肠肿瘤排入粪便的异常 DNA 或表观遗传标志物成为一种有价值的方法。商业化的粪便 DNA 检测主要检测 DNA 突变、微卫星不稳定性、DNA 错配修复蛋白缺失和 DNA 甲基化异常。对 *KRAS*、*P53*、*APC* 和 *BAT-26*（一种微卫星不稳定标记）的 15 个点突变进行初步研究显示，其对结直肠癌和≥1cm 腺瘤的敏感度分别为 91%和 82%，特异度为 93%（Ahlquist et al.，2000）。在美国的一项大规模研究中，9899 名年龄在 50～84 岁的无症状个体接受了多靶点粪便 DNA 检测，以 FIT 作为参考标准，检测包括 *KRAS* 点突变、*NDRG4* 甲基化异常、*BMP3* 和 *β-actin* 基因，结果显示，粪便 DNA 检测对结直肠癌的敏感度为 92.3%，而 FIT 为 73.8%；粪便 DNA 检测对进展期癌前病变（进展期腺瘤或无蒂锯齿状息肉≥1cm）的敏感度为 42.4%，而 FIT 为 23.8%；但粪便 DNA 检测的特异度较低，为 86.6%（Imperiale et al.，2014）。多靶点粪便 DNA 检测结合了各种技术，以更高的敏感度检测结直肠癌和早期结直肠病变；然而，就其广泛应用而言，粪便 DNA 检测的缺点是其成本非常高但特异度较低。

3.2.4　肠道菌群可作为结直肠癌筛查的潜在生物标志物

虽然目前正在积极探索肠道菌群在结直肠癌中的作用，但关于其在结直肠癌筛查中的实际应用的信息有限。一项研究发现，结直肠癌患病风险的增加与粪便中细菌多样性的减少，革兰氏阳性、纤维发酵梭菌的减少，以及革兰氏阴性、具核梭杆菌和卟啉单胞菌的数量增加有关（Ahn et al.，2013）。一项回顾性病例对照研究评估了 FIT 结合微生物标志物筛查结直肠癌和进展期腺瘤的效果，结果显示，FIT 与粪便定量具核梭杆菌联合应用显著提高了结直肠癌的检出率，敏感度为 92.3%，特异度为 93.0%；对于进展期腺瘤，结果分别为 38.6% 和 89.0%，为基于 FIT 的筛查计划提供了额外的信息（Wong et al.，2017）。虽然需要进行纵向研究来进一步评估肠道菌群作为生物标志物的预测价值，但其未来可能成为颇具潜力的一种新型筛查指标（Gagniere et al.，2016）。

3.3 可用于筛查的血液检测

Septin-9 基因（*SEPT9*）甲基化检测

癌胚抗原是血清中常见的糖蛋白结直肠癌标志物，用于监测疾病复发或治疗反应及判断预后；然而，由于敏感度低且缺乏结直肠癌特异性，特别是对于早期结直肠癌而言，不建议将其用于结直肠癌筛查（Locker et al.，2006）。相反，*SEPT9* 甲基化检测是通过比较正常结肠上皮和结直肠癌组织样本中的多个候选标志物鉴定癌症的，因此，基于血液的 *SEPT9* 甲基化分析旨在检测从结直肠癌细胞释放到外周血中 *SEPT9* 基因 DNA 启动子区的异常甲基化（Lofton-Day et al.，2008）。关于 *SEPT9* 甲基化检测的报告使用 1/3、2/3、1/2 或 1/1 算法来定义阳性检测结果，这取决于执行 PCR 检测的次数（分母）和阳性 PCR 反应的数目（分子）（Song et al.，2017）。在一项以结肠镜检查为参考标准的多中心研究中，研究人员调查了这种血液检测在平均风险人群中检测无症状结直肠癌的应用，结果显示，使用 1/2 或 1/3 算法，敏感度分别为 48.2% 和 63.9%，特异度分别为 91.5% 和 88.4%；然而，该检测对进展期腺瘤的敏感度较低，仅为 11.2%（Church et al.，2014）。根据 meta 分析的汇总数据，*SEPT9* 甲基化检测在有症状人群中的敏感度高于 FIT（75.6% 比 67.1%），而特异度相似（90.4% 比 92.0%）；相反，*SEPT9* 甲基化检测在无症状人群中的敏感度（68.0% 比 79.0%）和特异度（80.0% 比 94.0%）低于 FIT 试验（Song et al.，2017）。这些结果可能表明在检测早期肿瘤方面不同的方法表现出不同的效果，这可能需要进一步评估。由于这种方法不足以检测早期结直肠癌或进展期腺瘤，尽管已获美国 FDA 批准，但建议仅在筛查对象不符合当前推荐的筛查测试（如 FIT、gFOBT、结肠镜检查或 CTC 筛查）时才使用（Rex et al.，2017）。

虽然已经开发了几种血液生物标志物来检测结直肠癌，但只有少数在实际筛查人群中测试了其在筛查、肿瘤检测和有效性方面的性能（Elshimali et al.，2013；Gezer et al.，2015）。在将其应用于一线结直肠癌筛查试验之前，还需要在筛查环境中对其进一步研究。

3.4 根据筛查试验结果评估结直肠癌风险

以结肠镜检查作为参考标准的结直肠癌和进展期结直肠肿瘤临床可用筛查方法的性能分别总结在表 3.1 和表 3.2 中。如图 3.2 所示，测试后患病的概率可以通过个体的基线风险和筛查测试的结果来估计。例如，在具有平均结直肠癌风险的受试者中，人们可能预测结直肠癌的患病率为 0.1%；如果有阳性匹配结果，测试后的概率可以增加至 1%（0.1%×阳性似然比 10），因此建议进行结肠镜随访。相比之下，粪便 DNA 检测结果为阴性的后测概率可降低至 0.01%（0.1%×阴性似然比 0.1），表明这些受试者不需要结肠镜检查。因此，在临床实践中，不同的检测方法在纳入或排除受试者的结直肠癌风险方面可能有不同的优势。

表 3.1　以结肠镜检查作为参考标准的结直肠癌可用临床筛查方式的性能

筛查方式	敏感度 [%（95%CI）]	特异度 [%（95%CI）]	阳性似然比 （95%CI）	阴性似然比 （95%CI）
粪便检查				
gFOBT（Allison et al.，1996）	79.4（64.3～94.5）	86.7（85.9～87.4）	5.98（4.27～8.37）	0.24（0.17～0.33）
FIT（Chiu et al.，2013）	78.6（58.5～91.0）	92.8（92.5～93.2）	10.97（7.58～15.90）	0.23（0.16～0.33）
多靶点粪便 DNA 检测（Imperiale et al.，2014）	92.3（83.0～97.5）	86.6（85.9～87.2）	5.90（4.63～7.53）	0.09（0.07～0.12）
血液检测				
Septin-9 基因甲基化检测（Church et al.，2014）	48.2（32.4～63.6）	91.5（89.7～93.1）	5.89（4.48～7.75）	0.54（0.41～0.71）
肠镜检查				
CT 结肠造影（Johnson et al.，2008）	90（84～96）	86（81～90）	6.4（5.7～7.2）	0.12（0.07～0.20）
结肠胶囊内镜检查（Van Gossum et al.，2009）	74（52～88）	74（72～75）	2.8	0.35
软式乙状结肠镜检查（Niedermaier et al.，2018）[a]	79.3	—	—	—

a. 软式乙状结肠镜检查发现 169 例远端结直肠癌，遗漏 44 例近端结直肠癌。

表 3.2　以结肠镜检查作为参考标准的进展期结直肠肿瘤可用临床筛查方式的性能

筛查方式	敏感度 [%（95%CI）]	特异度 [%（95%CI）]	阳性似然比 （95%CI）	阴性似然比 （95%CI）
粪便检查				
gFOBT（Zhu et al.，2010）	54（48～60）	80（78～82）	2.7	0.58
FIT（Zhu et al.，2010）	67（61～73）	85（83～87）	4.5	0.39
多靶点粪便 DNA 检测（Imperiale et al.，2014）	42.4（38.9～46.0）	86.6（85.9～87.3）	3.16（2.93～3.40）	0.67（0.72～0.62）
血液检测				
Septin-9 基因甲基化检测	11.2（7.2～15.7）	91.6（89.9～93.1）	1.14（1.00～1.29）	0.99（0.87～1.12）
肠镜检查				
CT 结肠造影（Johnson et al.，2008）	90（84～96）	86（81～90）	6.4（5.7～7.2）	0.12（0.07～0.20）
结肠胶囊内镜检查（Rex et al.，2015）	92（82～97）	95（93～97）	18.4	0.08
软式乙状结肠镜检查（Khalid-de akker et al.，2011）[a]	73.7（56.9～86.6）	89.3（85.2～92.7）	6.9	0.29

a 软式乙状结肠镜检查的发现来自结肠镜检查报告，定义为对远端结肠的检查。

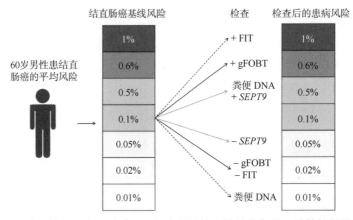

图 3.2 通过将个体的基线风险乘以阳性或阴性筛查结果的似然比计算结果的后测概率

3.5 用于结直肠癌筛查的直接可视化检查

3.5.1 双重对比剂钡灌肠造影

双重对比剂钡灌肠造影（DCBE）是通过经直肠插管用钡剂包覆肠黏膜并用空气扩张结肠后获得 X 线片的检查。在对比研究中发现，7～14 天后行 CT 结肠造影及结肠镜检查，DCBE 对≥10mm 病灶和 6～9mm 病灶的敏感度分别为 48% 和 35%（Rockey et al.，2005）。由于 DCBE 的敏感度较低，不推荐将其作为结直肠癌筛查的一线选择（Sung et al.，2008）。

3.5.2 CT 结肠造影

CT 结肠造影（CTC）使用先进的可视化技术，在清洁和充气的结肠使用 CT 重建后提供结肠的二维或三维肠腔图像（Kay 和 Evangelou，1996）。与其他结直肠癌筛查试验相比，它有几个潜在的优势，包括相对非侵入性、整个结肠快速成像、不需要麻醉、与手术相关并发症风险低，以及能够检查除结肠黏膜之外的结肠外器官（Pickhardt，2006）。在一项连续研究中（一项对比研究，同一人在同一天连续接受 CTC 和结肠镜检查），两种筛查方法对进展期肿瘤（进展期腺瘤或癌症）的检出率相似；CTC 对≥5mm 病灶的敏感度和特异度分别为 65% 和 89%，对≥10mm 病灶的敏感度和特异度分别为 90% 和 86%（Johnson et al.，2008）。在一项随机试验中，与结肠镜检查相比，结直肠癌的检出率相似（0.5% 比 0.5%），但对于所有进展期腺瘤（5.6% 比 8.2%）和≥10mm 进展期腺瘤（5.4% 比 6.3%），CTC 的检出率更低；此外，参与这项基于人群的筛查计划的 CTC 筛查效果明显好于结肠镜检查（34% 比 22%）（Stoop et al.，2012）。CTC 的潜在缺点包括辐射暴露和阳性结果者仍需要随访结肠镜检查。此外，CTC 需要经过专门培训且合格的放射科医生实施，而大多数医疗机构可能很少有放射科医生获得类似培训或技术。而且由于参与单位都是大型的学术机构，这些技术在社区环境中的普适性受限。因此，目前 CTC 单次筛查降低结直肠癌发病率或死亡率的证据有限。

3.5.3 结肠胶囊内镜检查

用于结直肠癌筛查的第一代结肠胶囊内镜（CCE-1）检查最初于 2006 年引入，该方法是通过吞咽一个药丸状的设备进行检查，该设备能够在穿过胃肠道时进行拍摄；然而，其对于检测大息肉和进展期腺瘤敏感度低但特异度高，检测结直肠癌的准确性受到限制（Van Gossum et al.，2009）。随着 2009 年第二代 CCE（CCE-2）的引入和更标准化的肠道准备方案的实施，结肠病变诊断的准确性大大提高（Eliakim et al.，2009）。在一项对接受 CCE-2 检查后行结肠镜检查的无症状受试者的前瞻性研究中，CCE-2 检测≥6mm 腺瘤的敏感度和特异度分别为 88%（95%CI 82%～93%）和 82%（95%CI 80%～83%），检测≥10mm 腺瘤的敏感度和特异度分别为 92%（95%CI 82%～97%）和 95%（95%CI 93%～97%）（Rex et al.，2015）。虽然 CCE 已被证明是一种显示整个结肠的可行且特别安全的方法，但 CCE 的总体准确性在很大程度上取决于肠道清洁度，仍需要参考结肠镜检查已发现的病变。而且，其高成本、在胶囊摄入前需要使用更多的肠道清洁剂，以及不能进行息肉切除，均是该方法作为主要筛查方式的限制因素。

3.5.4 软式乙状结肠镜检查

软式乙状结肠镜检查是通过 60cm 长的软式内镜经肛门进入肠腔直达结肠脾曲的一种可视化检查。它只需要最低限度的肠道准备，不需要镇静，还可在检查过程中对发现的病变进行切除或活检。在一项关于接受乙状结肠镜检查的普通风险筛查人群中发现进展期腺瘤的前瞻性研究中，以结肠镜检查为参考标准，其敏感度和特异度分别为 73.7%（95%CI 56.9%～86.6%）和 89.3%（95%CI 85.2%～92.7%）（Khalid-de Bakker et al.，2011）。一项最新的随机对照试验 meta 分析估计，使用软式乙状结肠镜筛查后，结直肠癌发病率和死亡率的相对危险度分别为 0.82（95%CI 0.75～0.89）和 0.72（95%CI 0.65～0.80）（Brenner et al.，2014）。然而，其有效性仅限于左半结肠和直肠（Niedermaier et al.，2018）。

3.5.5 结肠镜检查

传统的结肠镜检查是通过使用 130～160cm 长的软式内镜经肛门进入肠腔从而提供整个大肠和小肠远端图像的可视化检查。它被认为是结直肠癌筛查的"金标准"，主要因为它不仅对癌症而且对癌前病变都有很高的敏感度和特异度。它还具有在检查过程中对发现的病变进行切除或活检的能力。经过 15 年的随访，接受结肠镜息肉切除术患者的基于发病率的标准化死亡率为 0.47（95%CI 0.26～0.80），表明接受结肠镜检查的患者死亡率降低了 53%（Zauber et al.，2012）。虽然结肠镜检查在美国和欧洲几个国家被推荐用于预防结肠癌，但到目前为止还没有随机试验量化其可能的获益。与非结肠镜检查相比，一项长期观察研究显示息肉切除术后结直肠癌的风险比为 0.57（95%CI 0.45～0.72），阴性结肠镜检查后为 0.44

（95%CI 0.38～0.52）（Nishihara et al.，2013）。一项最新观察性研究的 meta 分析估计，结肠镜检查后结直肠癌发病率和死亡率的相对危险度分别为 0.31（95%CI 0.12～0.77）和 0.32（95%CI 0.23～0.43）（Brenner et al.，2014）。虽然有证据表明，结肠镜检查有可能预防整个结肠的癌变，但它会产生较高的费用，导致并发症发生率升高，并且该检查并不是没有风险。

3.6　基层保健环境中结直肠癌筛查方式的选择

表 3.3 总结了临床上可用的结直肠癌筛查方式的优缺点和推荐筛查间隔。根据受教育程度、婚姻状况、家庭收入和结直肠癌的自我评估风险，结肠镜检查和 FIT 检测的依从率和参与者偏好有显著性差异（Wong et al.，2012）。美国的一项研究发现，与粪便潜血试验相比，初次结肠镜筛查可能会导致结肠镜检查的完成率较低；此外，他们还指出，不同种族/民族的人群在完成粪便潜血试验和结肠镜检查方面存在差异（Inadomi et al.，2012）。一项亚洲研究显示，提供知情选择（每年定期检查、连续 3 年，或一次性结肠镜检查）的患者比没有提供选择的患者有更高的依从率，这表明提供多种筛查选项是有益的（Wong et al.，2014）。虽然没有试验报告直接比较各种筛查方式的长期结果，但模拟研究提供了一种根据现有证据推断结果的方法（Knudsen et al.，2016）。在一项模拟建模研究中，假设 100% 的被检者坚持接受结肠镜检查，每 10 年进行一次结肠镜检查、每年进行一次 FIT，每 10 年进行一次乙状结肠镜检查、每年进行一次 FIT，并在 50～75 岁每 5 年进行一次 CTC，被检者可以获得相似的寿命。这表明不同的个体可能会考虑不同的筛查策略，以实现效益最大化（Knudsen，2016）。

表 3.3　不同筛查方式的优点、缺点和推荐筛查间隔总结

筛查方式	优点	缺点	筛查间隔
粪便检查			
愈创木脂粪便潜血试验	取样方便、费用低、不用做肠道准备、对结肠影响小	漏诊息肉/癌、假阳性、饮食/药物限制、如为阳性结果需行结肠镜检查	每年一次
粪便免疫化学试验	取样方便、费用低、不用做肠道准备、对结肠影响小、无饮食/药物限制	漏诊息肉/癌、假阳性、如为阳性结果需行结肠镜检查	每年或每 2 年一次
多靶点粪便 DNA 检测	取样方便、不用做肠道准备、对结肠影响小、无饮食/药物限制	漏诊息肉/癌、假阳性、如为阳性结果需行结肠镜检查、费用高	每 3 年一次
血液检测			
Septin-9 基因甲基化检测	不用做肠道准备、对结肠影响小、无饮食/药物限制	漏诊息肉/癌、如为阳性结果需行结肠镜检查、费用高	缺乏证据
肠镜检查			
CT 结肠造影	对结肠影响小、可清晰查看全结肠	辐射、需做肠道准备、假阳性、如为阳性结果需行结肠镜检查、费用高	每 5 年一次

续表

筛查方式	优点	缺点	筛查间隔
结肠胶囊内镜检查	对结肠影响小、可检测全结肠	需做肠道准备、如为阳性结果需行结肠镜检查、费用高	每 5 年一次
软式乙状结肠镜检查	肠道准备少、可直视下切除息肉/癌组织、麻醉、费用低	无法查看近端结肠、漏诊息肉/癌、肠穿孔/出血、如为阳性结果需行结肠镜检查	每 5 年一次
结肠镜检查	可直视下切除息肉/癌组织、检查全结肠	需做充分肠道准备、肠穿孔/出血、费用高、普通检查	每 10 年一次

3.7　总　　结

结直肠癌在历史上是工业化国家的典型癌症，而现在是一种非常常见的癌症，是全球癌症死亡的主要原因之一。有证据表明，这种疾病的发病率在大多数发展中国家显著升高，预示着在不久的将来会导致更严重的疾病负担。结肠镜检查仍然是诊断的金标准，使用粪便或血液样本或侵入性较小的影像学检查，可能更适合于人群筛查，并可在结肠镜检查等有创性检查之前为个体化风险评估提供指导。大多数指南建议使用粪便潜血试验（主要是每年或每 2 年一次的 FIT）筛查 50～75 岁的中等风险个体，并将 FIT 的定量 FHbC 作为结直肠癌风险预测的人群分层工具。粪便 DNA 检测的敏感度较高，因为它结合了粪便中的多个检测点。然而，高成本和低特异度的缺点经过改进才能广泛应用于人群筛查，特别是在发展中国家，环境影响结直肠癌发病的分子机制为开发新的筛查靶点提供了新的平台。在通过肠道菌群进行积极干预之前，还需要动物实验和更大规模的人体研究来阐明肠道菌群、免疫系统、遗传因素、饮食和结直肠癌之间的相互作用。非侵入性血液检测，如 Septin-9 基因甲基化检测，有可能成为结直肠癌的筛查工具，因为与粪便样本收集相比，其可能会改善人群对结直肠癌筛查的依从性，但性能不足仍是一个令人担忧的问题。世界范围内早期癌症的高风险确保了这一领域的持续发展，以降低相关发病率和死亡率。

（李云峰　孟烜宇　译）

参 考 文 献

Ahlquist DA，Skoletsky JE，Boynton KA，et al，2000. Colorectal cancer screening by detection of altered human DNA in stool：feasibility of a multitarget assay panel. Gastroenterology，119：1219-27.

Ahn J，Sinha R，Pei Z，et al，2013. Human gut microbiome and risk for colorectal cancer. J Natl Cancer Inst，105：1907-11.

Allison JE，Tekawa IS，Ransom LJ，et al，1996. A comparison of fecal occult-blood tests for colorectal-cancer screening. N Engl J Med，334：155-9.

Benard F，Barkun AN，Martel M，et al，2018. Systematic review of colorectal cancer screening guidelines for average-risk adults：summarizing the current global recommendations. World J Gastroenterol，24：124-38.

Bishehsari F, Mahdavinia M, Vacca M, et al, 2014. Epidemiological transition of colorectal cancer in developing countries: environmental factors, molecular pathways, and opportunities for prevention. World J Gastroenterol, 20: 6055-72.

Brenner H, Stock C, Hoffmeister M, 2014. Effect of screening sigmoidoscopy and screening colonoscopy on colorectal cancer incidence and mortality: systematic review and meta-analysis of randomised controlled trials and observational studies. BMJ, 348: g2467.

Carroll MR, Seaman HE, Halloran SP, 2014. Tests and investigations for colorectal cancer screening. Clin Biochem, 47: 921-39.

Chiang TH, Lee YC, Tu CH, et al, 2011. Performance of the immunochemical fecal occult blood test in predicting lesions in the lower gastrointestinal tract. CMAJ, 183: 1474-81.

Chiu HM, Ching JY, Wu KC, et al, 2016. A risk-scoring system combined with a fecal immunochemical test is effective in screening high-risk subjects for early colonoscopy to detect advanced colorectal neoplasms. Gastroenterology, 150: 617-25 e3.

Chiu HM, Lee YC, Tu CH, et al, 2013. Association between early stage colon neoplasms and false-negative results from the fecal immunochemical test. Clin Gastroenterol Hepatol, 11 (7): 832-8 e1-2.

Church TR, Wandell M, Lofton-Day C, et al, 2014. Prospective evaluation of methylated SEPT9 in plasma for detection of asymptomatic colorectal cancer. Gut, 63: 317-25.

Eliakim R, Yassin K, Niv Y, et al, 2009. Prospective multicenter performance evaluation of the second-generation colon capsule compared with colonoscopy. Endoscopy, 41: 1026-31.

Elshimali YI, Khaddour H, Sarkissyan M, et al, 2013. The clinical utilization of circulating cell free DNA (CCFDNA) in blood of cancer patients. Int J Mol Sci, 14: 18925-58.

Gagniere J, Raisch J, V eziant J, et al, 2016. Gut microbiota imbalance and colorectal cancer. World J Gastroenterol, 22: 501-18.

Gezer U, Yoruker EE, Keskin M, et al, 2015. Histone methylation marks on circulating nucleosomes as novel blood-based biomarker in colorectal cancer. Int J Mol Sci, 16: 29654-62.

Grobbee EJ, van der Vlugt M, van Vuuren AJ, et al, 2017. A randomised comparison of two faecal immunochemical tests in population-based colorectal cancer screening. Gut, 66: 1975-82.

Hassan C, Giorgi Rossi P, Camilloni L, et al, 2012. Meta-analysis: adherence to colorectal cancer screening and the detection rate for advanced neoplasia, according to the type of screening test. Aliment Pharmacol Ther, 36: 929-40.

Hundt S, Haug U, Brenner H, 2009. Comparative evaluation of immunochemical fecal occult blood tests for colorectal adenoma detection. Ann Intern Med, 150: 162-9.

Imperiale TF, Ransohoff DF, Itzkowitz SH, et al, 2014. Multitarget stool DNA testing for colorectal-cancer screening. N Engl J Med, 370: 1287-97.

Inadomi JM, Vijan S, Janz NK, et al, 2012. Adherence to colorectal cancer screening: a randomized clinical trial of competing strategies. Arch Intern Med, 172: 575-82.

Inra JA, Syngal S, 2015. Colorectal cancer in young adults. Dig Dis Sci, 60: 722-33.

Johnson CD, Chen MH, Toledano AY, et al, 2008. Accuracy of CT colonography for detection of large adenomas and cancers. N Engl J Med, 359 (12): 1207-17.

Kay CL, Evangelou HA, 1996. A review of the technical and clinical aspects of virtual endoscopy. Endoscopy, 28: 768-75.

Khalid-de Bakker CA, Jonkers DM, Sanduleanu S, et al, 2011. Test performance of immunologic fecal occult blood testing and sigmoidoscopy compared with primary colonoscopy screening for colorectal advanced adenomas. Cancer Prev Res (Phila), 4: 1563-71.

Knudsen AB, Zauber AG, Rutter CM, et al, 2016. Estimation of benefits, burden, and harms of colorectal cancer screening strategies: modeling study for the US preventive services task force. JAMA, 315: 2595-609.

Lee JK, Liles EG, Bent S, et al, 2014. Accuracy of fecal immunochemical tests for colorectal cancer: systematic review and meta-analysis. Ann Intern Med, 160: 171.

Lee YC, Fann JC, Chiang TH, et al, 2019a. Time to colonoscopy and risk of colorectal cancer in patients with positive results from fecal immunochemical tests. Clin Gastroenterol Hepatol, 17 (7): 1332-40.

Lee YC, Hsu CY, Chen SL, et al, 2019b. Effects of screening and universal healthcare on long-term colorectal cancer mortality. Int J Epidemiol, 48 (2): 538-48.

Lee YC, Li-Sheng Chen S, Ming-Fang Yen A, et al, 2017. Association between colorectal cancer mortality and gradient fecal hemoglobin concentration in colonoscopy noncompliers. J Natl Cancer Inst, 109 (5): djw269.

Locker GY, Hamilton S, Harris J, et al, 2006. ASCO 2006 update of recommendations for the use of tumor markers in gastrointestinal cancer. J Clin Oncol, 24: 5313-27.

Lofton-Day C, Model F, Devos T, et al, 2008. DNA methylation biomarkers for blood-based colorectal cancer screening. Clin Chem, 54: 414-23.

Niedermaier T, Weigl K, Hoffmeister M, et al, 2018. Flexible sigmoidoscopy in colorectal cancer screening: implications of different colonoscopy referral strategies. Eur J Epidemiol, 33: 473-84.

Nishihara R, Wu K, Lochhead P, et al, 2013. Long-term colorectal cancer incidence and mortality after lower endoscopy. N Engl J Med, 369: 1095-105.

Pickhardt PJ, 2006. Incidence of colonic perforation at CT colonography: review of existing data and implications for screening of asymptomatic adults. Radiology, 239: 313-6.

Rex DK, Adler SN, Aisenberg J, et al, 2015. Accuracy of capsule colonoscopy in detecting colorectal polyps in a screening population. Gastroenterology, 148: 948-57 e2.

Rex DK, Boland CR, Dominitz JA, et al, 2017. Colorectal cancer screening: recommendations for physicians and patients from the U. S. multi-society task force on colorectal cancer. Gastroenterology, 153: 307-23.

Rex DK, Lieberman DA, 2001. Feasibility of colonoscopy screening: discussion of issues and recommendations regarding implementation. Gastrointest Endosc, 54: 662-7.

Rockey DC, 1999. Occult gastrointestinal bleeding. N Engl J Med, 341: 38-46.

Rockey DC, Paulson E, Niedzwiecki D, et al, 2005. Analysis of air contrast barium enema, computed tomographic colonography, and colonoscopy: prospective comparison. Lancet, 365: 305-11.

Siegel RL, Miller KD, Fedewa SA, et al, 2017. Colorectal cancer statistics, 2017. CA Cancer J Clin, 67: 177-93.

Song L, Jia J, Peng X, et al, 2017. The performance of the SEPT9 gene methylation assay and a comparison with other CRC screening tests: a meta-analysis. Sci Rep, 7: 3032.

Stoop EM, de Haan MC, de Wijkerslooth TR, et al, 2012. Participation and yield of colonoscopy versus non-cathartic CT colonography in population-based screening for colorectal cancer: a randomised controlled trial. Lancet Oncol, 13: 55-64.

Sung JJ, Lau JY, Young GP, et al, 2008. Asia Pacific consensus recommendations for colorectal cancer screening. Gut, 57: 1166-76.

Tinmouth J, Lansdorp-Vogelaar I, Allison JE, 2015. Faecal immunochemical tests versus guaiac faecal occult blood tests: what clinicians and colorectal cancer screening programme organisers need to know. Gut, 64(8): 1327-37.

Van Gossum A, Munoz-Navas M, Fernandez-Urien I, et al, 2009. Capsule endoscopy versus colonoscopy for the detection of polyps and cancer. N Engl J Med, 361 (3): 264-70.

Wong MC, Ching JY, Chan VC, et al, 2014. Informed choice vs. no choice in colorectal cancer screening tests:

a prospective cohort study in real-life screening practice. Am J Gastroenterol，109：1072-9.

Wong MC，John GK，Hirai HW，et al，2012. Changes in the choice of colorectal cancer screening tests in primary care settings from 7，845 prospectively collected surveys. Cancer Causes Control，23：1541-8.

Wong SH，Kwong TNY，Chow TC，et al，2017. Quantitation of faecal *Fusobacterium* improves faecal immunochemical test in detecting advanced colorectal neoplasia. Gut，66：1441-8.

Zauber AG，Winawer SJ，O'Brien MJ，et al，2012. Colonoscopic polypectomy and long-term prevention of colorectal- cancer deaths. N Engl J Med，366：687-96.

Zhu MM，Xu XT，Nie F，et al，2010. Comparison of immunochemical and guaiac-based fecal occult blood test in screening and surveillance for advanced colorectal neoplasms：a meta-analysis. J Dig Dis，11：148-60.

第4章
基于内镜的结直肠癌筛查

Masau Sekiguchi，Takahisa Matsuda

　　摘　要：一系列随机对照试验（RCT）显示，乙状结肠镜检查可以降低结直肠癌（CRC）死亡率和发病率。然而对于近端结肠，乙状结肠镜检查的作用是有限的，结肠镜检查会更有效。尽管缺乏随机对照试验证据，许多高质量的病例对照和队列研究已证实结肠镜检查可以降低结直肠癌的发病率和死亡率。与此同时，研究结肠镜检查的随机对照试验仍在持续探索中。据报道，乙状结肠镜检查和结肠镜检查都是安全的，但是由于它们都是侵入性检查，在进行检查时应持续监测，特别是结肠镜检查。随着结肠镜有效性和安全性证据的积累，基于结肠镜的结直肠癌筛查将会不断增加。为了充分发挥这种筛查方式的作用，不断提高结肠镜检查能力是至关重要的。为此，应阐明增加结肠镜检查敏感度的方法，如使用附加设备和内镜增强检查及良好的肠道清洁。

　　关键词：肠道清洁；结肠镜检查；结直肠癌；图像增强型内镜检查；死亡率降低；乙状结肠镜检查穿孔

4.1　概　述

　　在结直肠癌筛查中，结肠镜检查是必不可少的，因为其不仅具有直接显示结直肠病变的优点，还可以同时对病变进行切除。然而，结肠镜检查是一种侵入性相对较强但检查资源有限的方法。因此，在结直肠癌筛查中实施结肠镜检查应仔细考虑其有效性、安全性、应用范围和成本-效益。

　　目前，随着结肠镜检查在临床上的发展和广泛应用，除愈创木脂粪便潜血试验（gFOBT）和粪便免疫化学试验（FIT）等非侵入性检查外，结肠镜检查作为一种主要的筛查工具，也受到越来越多的关注。本章综述了结肠镜筛查的有效性和安全性证据、全球结肠镜筛查的现状和前景，以及提高结肠镜筛查有效性的方法。

4.2 低位内镜筛查的有效性

4.2.1 结肠镜检查

在衡量结直肠癌筛查有效性的几个指标中，结直肠癌死亡率的降低是最直接和最重要的。对筛查方式的性能测试，如结直肠肿瘤的敏感度和特异度，也应考虑在内。众所周知，一次全结肠镜检查的筛查敏感度非常高；据报道，其对进展期结直肠肿瘤（ACN）的敏感度为88%～98%，对结直肠癌的敏感度为92%～99%，高于任何其他筛查方法（Zauber et al.，2008；Lieberman，2009；Schreuders et al.，2015）。由于检出率高，人们对通过结肠镜检查降低结直肠癌死亡率期望很高。

尽管缺乏随机对照试验（RCT）的证据，但高质量的队列研究和病例对照研究已经积累了大量证据，表明结肠镜检查可以降低结直肠癌死亡率（表4.1）（Baxter et al.，2009；Kahi et al.，2009；Manseret al.，2012；Nishihara et al.，2013；Doubeni et al.，2018）。一些队列研究和病例对照研究也报道结肠镜检查可降低结直肠癌的发病率（表4.2）（Kahi et al.，2009；Manser et al.，2012；Nishihara et al.，2013；Cotterchio et al.，2005；Brenner et al.，2010；Doubeni et al.，2013；Brenner et al.，2014）。这主要归因于内镜下结直肠肿瘤病灶的切除。

表 4.1 结肠镜检查降低结直肠癌死亡率的证据

作者	年份	研究类型	结直肠癌死亡率 HR 或 OR（95%CI）		
			全结肠	远端结肠	近端结肠
Baxter et al.	2009	病例对照研究	0.69（0.63～0.74）	0.33（0.28～0.39）	0.99（0.86～1.14）
Kahi et al.	2009	队列研究	0.35（0～1.06）	—	—
Manser et al.	2012	队列研究	0.12（0.01～0.93）	—	—
Nishihara et al.	2013	队列研究	0.32（0.24～0.45）	0.18（0.10～0.31）	0.47（0.29～0.76）
Doubeni et al.	2018	病例对照研究	0.33（0.21～0.52）	0.25（0.12～0.53）	0.35（0.18～0.65）

注：CI. 置信区间；HR. 风险比；OR. 比值比。

表 4.2 结肠镜检查降低结直肠癌发病率的证据

作者	年份	研究类型	结直肠癌发病率 HR 或 OR（95% CI）		
			全结肠	远端结肠	近端结肠
Cotterchio et al.	2005	病例对照研究	0.69（0.44～1.07）	0.68（0.49～0.99）	1.02（0.72～1.45）
Kahi et al.	2009	队列研究	0.52（0.22～0.82）	—	—
Brenner et al.	2010	队列研究	0.52（0.37～0.73）	0.33（0.21～0.53）	1.05（0.63～1.76）
Manser et al.	2012	队列研究	0.31（0.16～0.57）	—	—
Nishihara et al.	2013	队列研究（结肠镜阴性）	0.44（0.38～0.52）	0.24（0.18～0.32）	0.73（0.57～0.92）
		（息肉切除术）	0.57（0.45～0.72）	0.40（0.27～0.59）	0.83（0.59～1.18）
Doubeni et al.[a]	2013	病例对照研究	0.29（0.15～0.58）	0.26（0.06～1.11）	0.36（0.16～0.80）
Brenner et al.	2014	病例对照研究	0.09（0.07～0.13）	0.05（0.03～0.08）	0.22（0.14～0.33）

注：CI. 置信区间；HR. 风险比；OR. 比值比。

a 对晚期结直肠癌的发病率评估。

息肉切除对结直肠癌发病率和死亡率的影响已经在部分病例对照和队列研究中得到了很好的检验和证明，包括美国国家息肉研究（NPS）（Brenner et al., 2011；Winawer et al., 1993；Zauber et al., 2012）。NPS 是一项美国的多中心息肉切除术后监测研究，研究对象为肠道腺瘤患者。1993 年，Winawer 等报道息肉切除术可降低结直肠癌发病率，该研究评估了来自 NPS 的 1418 例接受内镜下切除腺瘤患者的结直肠癌发病率，并将其与对照组（一组未切除结直肠息肉和一组普通人群）结直肠癌发病率相比较（Winawer et al., 1993）。结果表明，接受结肠镜检查的患者结直肠癌发病率降低了 76%～90%。最近，Zauber 等还通过分析 NPS 队列的结直肠癌死亡率，报道了息肉切除术降低结直肠癌死亡率的效果（Zauber et al., 2012）。研究中将死亡率与来自 SEER（监测、流行病学和最终结果）数据库中估计的参考组结直肠癌死亡率进行比较，发现与对照组相比，在中位随访 15.8 年后，腺瘤队列中的结直肠癌死亡率降低了 53%。此外，研究还显示，在息肉切除术后 10 年间，腺瘤队列和非腺瘤队列的结直肠癌死亡率相似，表明息肉切除术的效果可能持续 10 年。

在表 4.1 所示的研究中，Nishihara 等（2013）的大型前瞻、观察队列研究为结肠镜筛查的有效性提供了有力证据。他们利用两个大型队列研究（护士健康随访研究和医生健康随访研究）的数据，评估乙状结肠镜和结肠镜检查手段的使用与结直肠癌死亡率和发病率之间的关系。如表 4.1 所示，研究发现，与不接受结肠镜检查组相比，结肠镜检查组结直肠癌死亡率降低 68%（aHR = 0.32，95%CI 0.24～0.45）。结肠镜检查对降低远端结肠癌死亡率的作用似乎更强；在近端和远端结肠，结肠镜检查降低结直肠癌死亡率分别为 53%（aHR = 0.47，95%CI 0.29～0.76）和 82%（aHR = 0.18，95%CI 0.10～0.31）。这项研究还显示，与不使用内镜检查相比，结肠镜检查与降低结直肠癌发病率之间存在关联。

尽管结肠镜检查未发现息肉与近端结肠（aHR = 0.73，95%CI 0.57～0.92）和远端结肠（aHR = 0.24，95%CI 0.18～0.32）的结直肠癌发病率显著相关；但在远端结肠，结肠镜检查和息肉切除与降低结直肠癌发病率（aHR = 0.40，95%CI 0.27～0.59）存在相关性，而在近端结肠（aHR = 0.83，95%CI 0.59～1.18）未观察到相关性。正如在其他几项研究中观察到的那样，近端结肠和远端结肠的结肠镜检查效果不同（Baxter et al., 2009；Nishihara et al., 2013；Cotterchio et al., 2005；Brenner et al., 2010）。这种差异可能与几个因素有关，如结肠镜检查和息肉切除术的质量，以及不同部位的结直肠癌生物学特性差异。在这个问题上还需要进一步的研究，从这个意义上说，后续随机对照试验的结果是有根据的。

目前，几项大规模随机对照试验正在评估结肠镜检查对结直肠癌死亡率的影响，如表 4.3 所示。西班牙的 COLONPREV 试验（Quintero et al., 2012）和美国的 CONFIRM 试验正在对结肠镜筛查和粪便免疫化学试验（FIT）进行比较。而日本的秋田结肠试验（Saito et al., 2020）正在进行一次性结肠镜筛查研究，然后每年复查 FIT。此外，还有两项试验正在比较结肠镜筛查和未筛查的区别：其中一项是欧洲的 NordICC 试验（Kaminski et al., 2012），正在研究一次性结肠镜筛查较未筛查的益处；另一项是瑞典的 SCREESCO 试验，包括结肠镜筛查、FIT 和未筛查三组。这些随机对照试验的结果在 2020～2030 年公布，可为结肠镜检查的有效性提供确切的结果。

表 4.3　正在研究中的关于结肠镜检查有效性的随机对照试验

参考文献	研究名称	国家	目标年龄（岁）	实验设计	开始年份	观察期（年）
Quintero et al.（2012）	COLONPREV	西班牙	50～69	RCT 干预组：CS 1 次 对照组：FIT（2 次/年）	2008	10
Saito et al.（2020）	秋田结肠试验	日本	40～74	RCT 干预组：CS 1 次 + FIT（每年） 对照组：FIT（每年）	2009	10
Kaminski et al.（2012）	NordICC	荷兰、挪威、波兰等	55～64	RCT 干预组：CS 1 次 对照组：未筛查	2009	10～15
	CONFIRM	美国	50～75	RCT 干预组：CS 1 次 对照组：FIT（每年）	2012	10
	SCREESCO	瑞典	59～62	RCT 干预组 1：CS 1 次 干预组 2：FIT（1～3 年） 对照组：未筛查	2014	15

注：CS. colonoscopy，结肠镜检查；FIT. 粪便免疫化学试验；RCT. 随机对照试验。

4.2.2　软式乙状结肠镜检查

有 4 项随机对照试验证明了乙状结肠镜检查对降低结直肠癌死亡率和发病率的积极作用（Atkin et al., 2010, 2017；Segnan et al., 2011；Schoen et al., 2012；Holme et al., 2014），如表 4.4 所示，3 项随机对照试验 UKFSST、PLCO 和 NORCCAP 显示，通过乙状结肠镜检查，结直肠癌总体死亡率降低了约 30%。在 SCORE 的意向治疗分析中，即使没有证明结直肠癌总体死亡率显著降低，但在每一个分析方案中均显示出结直肠癌死亡率的降低（HR = 0.69，95%CI 0.40～0.96）（Segnan et al., 2011）。在 4 项随机对照试验中，结直肠癌发病率均明显降低了约 20%。

表 4.4　随机对照试验中乙状结肠镜检查对降低结直肠癌死亡率和发病率的证据

研究	国家	目标年龄（岁）	实验设计	样本量	观察期（年）	结直肠癌死亡率 HR（95%CI）	结直肠癌发病率 HR（95%CI）
UKFSST	英国	55～64	RCT		17.1	全结肠 0.70（0.62～0.79）	全结肠 0.74（0.70～0.80）
			干预组：SIG 1 次	57 099		远端结肠 0.54（0.45～0.65）	远端结肠 0.59（0.54～0.64）
			对照组：未筛查	112 939		近端结肠 0.91（0.76～1.08）	近端结肠 0.96（0.87～1.06）

续表

研究	国家	目标年龄（岁）	实验设计	样本量	观察期（年）	结直肠癌死亡率 HR（95%CI）	结直肠癌发病率 HR（95%CI）
SCORE	意大利	5～64	RCT		11.4	全结肠 0.78（0.56～1.08）	全结肠 0.82（0.69～0.96）
			干预组：SIG 1 次	17 136		远端结肠 0.73（0.47～1.12）	远端结肠 0.76（0.62～0.94）
			对照组：未筛查	17 144		近端结肠 0.85（0.52～1.39）	近端结肠 0.91（0.69～1.20）
PLCO	美国	55～74	RCT		11.9	全结肠 0.74（0.63～0.87）	全结肠 0.79（0.72～0.85）
			干预组：SIG 2 次	77 445		远端结肠 0.50（0.38～0.64）	远端结肠 0.71（0.64～0.80）
			对照组：无筛查	77 455		近端结肠 0.97（0.77～1.22）	近端结肠 0.86（0.76～0.97）
NORCCAP	挪威	50～64	RCT		10.9	全结肠 0.73（0.56～0.94）	全结肠 0.80（0.70～0.92）
			干预组：SIG 1 次（有或无 FIT）	20 572		远端结肠 0.79（0.55～1.11）	远端结肠 0.76（0.63～0.92）
			对照组：无筛查	78 220		近端结肠 0.73（0.49～1.09）	近端结肠 0.90（0.73～1.10）

注：CI. 置信区间；FIT. 粪便免疫化学试验；HR. 风险比；RCT. 随机对照试验；SIG. sigmoidoscopy，乙状结肠镜检查。

在这 4 项随机对照试验中，乙状结肠镜检查的依从性很高（60%～80%），乙状结肠镜检查的次数为 1～2 次，观察期超过 10 年。考虑到这些因素，可以推测乙状结肠镜筛查效果可持续 10 年以上。

在 4 项随机对照试验中，均评估了不同部位（近端和远端结肠）结直肠癌死亡率和发病率的差异。很明显，乙状结肠镜检查的主要作用是在远端结肠，从手术性质方面很容易想象到这一点。然而，这些随机对照试验并未阐明乙状结肠镜检查可降低近端结肠癌的死亡率和发病率。虽然乙状结肠镜检查是一种有效的筛查方式，并且有来自随机对照试验的高水平证据，但其局限性在于检查近端结肠病变的有效性不足。

4.3　低位内镜筛查的安全性

4.3.1　结肠镜检查

结肠镜检查（特别是在筛查中）的安全性至关重要，因为筛查的目标人群是健康人群，在筛查时应首选无创、安全的筛查方式。因此，结肠镜检查应慎重考虑，因为与其他非侵入性检查（如 gFOBT 和 FIT）相比，结肠镜检查是一种侵入性相对较强的检查。

出血和穿孔是结肠镜检查的主要并发症。一项对结肠镜检查后（术后 30 天内）人群的系统回顾和 meta 分析研究显示，出血、穿孔发生率和死亡率分别为 2.6/1000[95%CI（1.7～3.7）/1000]、0.5/1000[95%CI 0.4～0.7）/1000]和 2.9/10 万[95%CI（1.1～5.5）/10 万]（Reumkens et al.，2016）。meta 分析发现息肉切除术后出血和穿孔的发生率分别为 9.8/1000[95%CI（7.7～12.1）/1000]和 0.8/1000[95%CI（0.6～1.0）/1000]，均高于结肠镜检查。未行息肉切除的结肠镜检查出血和穿孔发生率分别为 0.6/1000[95%CI（0.2～1.1）/1000]和 0.4/1000[95%CI（0.2～0.8）/1000]。关于这些主要的并发症，一些世界性的消化内镜和胃肠病学会已经制定结肠镜检查的安全标准。例如，美国胃肠内镜学会（ASGE）和美国胃肠病学会（ACG）内镜检查特别工作组声明，结肠镜检查后穿孔率≤1/500（全部检查）或结肠镜检查后穿孔率≤1/1000（筛查），息肉切除术后出血率≤1/100（Rex et al.，2015）。上述 meta 分析报道的并发症低于这些标准，表明结肠镜检查是一种安全的方法。然而，考虑到结肠镜检查仍存在一定的死亡风险（尽管概率很低），加上由技术水平不同的医生进行操作及临床试验报道的并发症发生率往往低于实际临床操作中的发生率，因此仍需要密切关注结肠镜检查的安全性。

最近，随着越来越多的高危人群接受结直肠癌筛查，如老年人、合并其他疾病及服用抗血栓药物的患者，有报道称结肠镜检查后发生非胃肠道并发症（如心血管、肺部和神经血管事件）的风险可能增加（Johnson et al.，2017）。结合结肠镜检查的利弊，仔细考虑是否应该对这样的高危群体进行结肠镜检查是极其重要的。然而，尽管存在这些风险，但将发生非胃肠道并发症的风险作为反对使用结肠镜进行筛查的理由，并不能令人信服。最近在美国进行的一项基于人群的大规模研究报告称，结肠镜检查后严重的非胃肠道并发症的发生率非常低（Wang et al.，2018）。

4.3.2　软式乙状结肠镜检查

相比结肠镜检查，软式乙状结肠镜检查侵入性小，肠道准备简单，而且不需要镇静。一项 meta 分析报道，乙状结肠镜检查导致出血和穿孔的风险更低（Lin et al.，2016）。乙状结肠镜检查出血和穿孔的发生率分别为 0.2/1000[95%CI（0.07～0.4）/1000]和 0.1/1000[95%CI（0.04～0.14）/1000]。然而，乙状结肠镜检查阳性个体需要进一步行结肠镜随访检查从而进行诊断，如果通过结肠镜随访检查计算其并发症发生率，则发生率将会增加。meta 分析显示，结肠镜随访检查的出血和穿孔发生率分别为 3.4/1000[95%CI（0.5～6.3）/1000]和 1.4/1000[95%CI（0.9～2.6）/1000]（Lin et al.，2016）。

4.4　全球实施结肠镜检查的现状及展望

在许多国家，全结肠镜检查主要用于非侵入性筛查阳性个体的随访（Schreuders et al.，

2015）。例如，在中国台湾地区、日本及其他国家或地区，FIT 作为人群筛查的主要方式，对 FIT 阳性的个体再进行结肠镜检查（表 4.5）。

表 4.5　基于结肠镜检查的结直肠癌筛查现状（Schreuders et al., 2015）

地区	目标区域	抽样方式	开始年份	目标年龄（岁）	筛查间隔（月）	其他筛查方式
欧洲地区						
奥地利	全部	随机性	2005	50+	84～120	gFOBT
捷克	全部	随机性	2010	55+	120	FIT
德国	全部	随机性	2002	55+	120	gFOBT
希腊	全部	随机性		50～80		
卢森堡	全部	随机性	2005	50+		gFOBT
挪威	地区性	整群性	2012	50～64		FIT, SIG
波兰	全部	整群性	2000	50～66	120	
斯洛伐克	全部	随机性				gFOBT
瑞典	地区性	整群性				gFOBT, FIT
瑞士		随机性		50+		gFOBT
土耳其	全部	随机性	2009	50～74	120	FIT
美洲地区						
阿根廷	城市	整群性		50～74		FIT
巴哈马		随机性				gFOBT, FIT
巴巴多斯		随机性				gFOBT, FIT
牙买加		随机性				
波多黎各		随机性		50～75		gFOBT, SIG
特立尼达和多巴哥		随机性				gFOBT, FIT
美国	北卡罗来纳州	整群性		50～75	120	FIT
	退伍军人医疗管理局	整群性		51～75	120	gFOBT, SIG
亚太地区及东地中海地区						
文莱		随机性				
中国	香港	整群性	2003	50+		gFOBT
	杭州和上海等地区	整群性	2008	40～74		gFOBT 等
约旦		随机性		50+		gFOBT, FIT

注：FIT. 粪便免疫化学试验；gFOBT. 愈创木脂粪便潜血试验；SIG. 乙状结肠镜检查。

然而，结肠镜除作为随访检查外，随着其有效性和安全性不断得到证实，结肠镜已越来越多地被用作结直肠癌筛查的主要工具，如表 4.5 所示（Schreuders et al., 2015）。在美国和德国等广泛使用结肠镜检查作为主要筛查方式的国家，已观察到结直肠癌死亡率和发病率正在下降（Chen et al., 2018）。然而，关于结肠镜检查的一个重要问题是，与其他非侵入性检查相比，筛查人群对结肠镜检查的接受度相对较低。据报道，从德国的数据来看，结肠镜用于筛查结直肠癌的年参与率只有 2% 左右，前 6 年的累积参与率只有 13% 左右（Pox et al., 2012）。

考虑到结肠镜检查资源有限，人群对结肠镜检查的接受度较低，应选择结直肠癌高危人群进行检查，并且在今后应使结肠镜更有效地用于筛查。据报道，预测进展期结直肠肿瘤的评分系统，包括亚太地区结直肠癌筛查评分系统（表 4.6），对于筛查高危个体很有帮助（Yeoh et al.，2011；Kaminski et al.，2014b；Wong et al.，2016；Sung et al.，2018；Sekiguchi et al.，2018；Peng et al.，2018）。此外，结合 FIT 和评分系统可以更有效地进行结直肠癌筛查（Chiu et al.，2016）。有了这些项目支撑，有望更有效地利用结肠镜进行结直肠癌筛查。

表 4.6　亚太地区结直肠癌筛查评分系统（Yeoh et al.，2011）

评分项目	分值
年龄（岁）	
<50	0
50~69	2
≥70	3
性别	
女	0
男	1
一级亲属中结直肠癌家族史	
无	0
有	2
吸烟	
无	0
目前或以前有	1

4.5　提高结肠镜筛查效果的方法

结直肠肿瘤的检出是提高结肠镜筛查效果的关键。事实上，腺瘤检出率（ADR）是结肠镜筛查的代表性质量指标，众所周知，它与结直肠癌死亡率相关（Kaminski et al.，2010；Kaminski et al.，2017）。本部分主要从三个方面讨论提高结肠镜筛查效果的方法。

4.5.1　附加设备

近年来，高清晰度白光内镜检查已成为标准方法，且检测能力得到提高。有研究者已在探索通过附加设备进一步提高其检测性能。

一种潜在有效的装置是可以固定在结肠镜前端的帽子结构。目前，不仅有透明帽，也有黑帽可供选择（图 4.1a）。即使在结肠镜前端配置黑帽，内镜图像也不会受到干扰（图 4.1b）。帽子结构辅助结肠镜检查可以通过抑制结肠侧面皱褶减少表面盲区（Matsuda et al.，2017）。一些 meta 分析显示，与标准结肠镜检查相比，帽子结构辅助结肠镜检查的息肉检出率更高（Ng et al.，2012；He et al.，2013；Westwood et al.，2012）。然而在腺瘤检出率方面，帽子结构辅助结肠镜检查和标准结肠镜检查却没有明显差异；因此，帽子结构辅助结肠镜检查在腺瘤检出方面的有效性仍然存在争议。

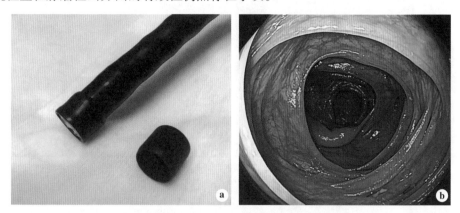

图 4.1　帽子结构辅助结肠镜检查。a. 黑帽连接到结肠镜的尖端；b. 结肠镜尖端配置黑帽的内镜图像

除了帽子结构，最近研究者还开发了其他装置，其中 Endocuff 的有效性已得到证明（Matsuda et al.，2017；Rex et al.，2018；Biecker et al.，2015；Floer et al.，2014）。它由两个柔软、可屈曲的部分组成，固定在结肠镜的前端。Endocuff 用于消除结肠皱褶，以提高结肠表面（包括褶皱后）的可见度。先前的一些随机对照试验显示，Endocuff 结肠镜对息肉的检出率高于标准结肠镜（Biecker et al.，2015；Floer et al.，2014）。

4.5.2　图像增强内镜检查

图像增强内镜检查（IEE）包括传统色素内镜检查和电子内镜检查。靛胭脂染料最常用于传统色素内镜检查，是一种可吸附于肠道黏膜但不被腺体吸收的染料。meta 分析表明，使用靛胭脂的内镜检查检出率较高，但需要更长的时间排出。因此，在结直肠癌筛查中，由于所需工作量大，很难采用此方法作为常规筛查。

电子内镜检查作为色素内镜检查的替代，是一个新的候选方案，可以常规用于结肠镜检查。电子内镜包括多种技术，如窄带成像技术（NBI）、iScan 技术、智能分光比色技术（FICE）、自体荧光成像技术（AFI）、蓝激光成像技术（BLI）和联动成像技术（LCI）（Matsuda et al.，2017）。电子内镜检查对结直肠肿瘤的诊断和定性是广为人知的，然而，其在结肠镜筛查中提高检出率的能力仍存在争议，在结肠镜检查停用期间电子内镜检查尚未成为标准的筛查方法。

尽管越来越多的研究报道了电子内镜在改善结直肠肿瘤检出率方面的潜力，但这些研究的综合结果并没有显示出电子内镜比白光成像内镜优越（Kaminski et al.，2014a；Omata et al.，2014；Nagorni et al.，2012）。然而，随着新技术的发展，这一障碍有望被突破。几年前，人们开发出具有两倍亮度成像的二代 NBI，最近的一项 meta 分析清楚地表明，其在腺瘤检出率方面比白光成像内镜更具优势（Atkinson et al.，2019）。图 4.2 显示了二代 NBI 在结肠镜检查中的应用。结肠息肉在 NBI 检查中为边界清楚的褐色病变，仔细观察并结合放大功能有助于提高检出率。

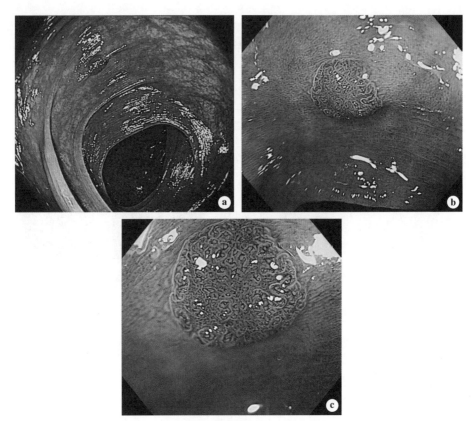

图 4.2　NBI 在结肠镜筛查中的应用。a. NBI 图像清楚显示出结肠息肉为褐色病变；b. NBI 近距离视图；
c. NBI 放大后视图：病变明确诊断为腺瘤，这是息肉切除术的良好指标

4.5.3　肠道清洁

良好的肠道清洁是结肠镜检查的重要条件。如果肠道准备不充分，很难发现和诊断肠道肿瘤，可能会漏掉包括结直肠癌在内的重要病变。

目前，有几种肠道准备剂可供选择，如表 4.7 所示（Johnson et al., 2014；ASGE Standards of Practice Committee et al., 2015）。既往复方聚乙二醇（PEG）电解质溶液一直是主要的清洁剂，目前小分子制剂已经开发出来，且得到了广泛使用。最近的一项研究比较了结肠镜检查准备药物的实际效果，发现 MoviPrep、Suprep 和 MiraLAX 与佳得乐联合使用可获得更好的耐受性和肠道清洁效果（Gu et al., 2019）。

关于肠道准备的时间，有两种方案：分剂准备和当日准备（Johnson et al., 2014；ASGE Standards of Practice Committee et al., 2015）。在分剂准备方案中，部分制剂在前一天给药，其余在结肠镜检查当日给药；而在当日准备中，所有制剂在 1 天内给药。之前的一些 meta 分析表明，使用复方聚乙二醇电解质溶液的分剂准备方案效果更好；这种分剂准备方案已被推荐为最佳方案（Johnson et al., 2014；ASGE Standards of Practice Committee et al., 2015；Martel et al., 2015；Enestvedt et al., 2012；Kilgore et al., 2011；Bucci et al., 2014）。

表 4.7　肠道准备剂

肠道准备剂	成分	液体量
复方聚乙二醇电解质溶液（GoLYTELY）	聚乙二醇、硫酸钠、钠、碳酸氢盐、氯化钠、氯化钾	4L
不含硫酸钠的聚乙二醇电解质溶液（NuLYTELY）	聚乙二醇、碳酸氢钠、氯化钠、氯化钾	4L
小剂量聚乙二醇电解质溶液+抗坏血酸（MoviPrep）	聚乙二醇-3350、硫酸钠、氯化钠、丙烯酸酯	2L 液体+1L 水
陶氏化学医药级聚乙二醇电解质溶液（MiraLAX）	聚乙二醇-3350	238g 复方聚乙二醇-3350+2L 功能饮料
口服硫酸盐溶液（Suprep）	硫酸钠、硫酸钾、硫酸镁	12oz+2.5L 水
柠檬酸镁	柠檬酸镁	20～30oz+2L 水
NaP 片剂（OsmoPrep）	1 片或 2 片 NaP	32 片+2L 水

译者注：1oz = 29.57ml。

　　然而，最近一些研究表明，当日准备的有效性和耐受性并不逊色于分剂准备（Cheng et al.，2018；Avalos et al.，2018）。关于当日准备方案，据报道，在结肠镜检查当日使用制剂比前一晚使用效果更好（Chiu et al.，2006）。目前，当日准备方案已作为分剂准备的替代方案。

　　肠道准备水平的评估和记录也很重要。有一些评估标准，如波士顿肠道准备量表、渥太华肠道准备量表和 Aronchick 量表（ASGE Standards of Practice Committee et al.，2015）。前两个量表主要针对结肠每个部位进行评估，最后一个量表则针对整个结肠进行评估。

　　虽然肠道准备制剂和准备方案不断发展，但仍有肠道准备不充分的报道。然而，也有一些来自著名机构关于肠道准备非常充分的报道，例如，日本东京的国立癌症中心的癌症筛查中心（Sekiguchi et al.，2019）。在他们最近发表的论文中，使用了癌症筛查中心的结肠镜筛查数据，大约99%的筛查个体在 Aronchick 分级上为 1～2 分，结肠镜检查当天使用1800ml 柠檬酸镁或 2000ml 聚乙二醇；而且最近在结肠镜检查当日也首选使用 MoviPrep。其准备方法与当日准备方案非常相似，但鉴于番泻苷（2 片）是在结肠镜检查前一晚服用，其制备方法在广义上归类为分剂准备。良好肠道准备的一个原因可以用群体因素来解释，但也有一些良好的肠道准备小技巧适用于其他地区。一种是专职护士在结肠镜检查前判断肠道准备是否充分。如果专职护士认为肠道准备不充分，则给予额外的制剂以取得更充分的肠道准备。另一种是在结肠镜检查前 1～3 天敦促肠道准备不良、腹部手术或便秘的个体进食流质。

4.6　总　　结

　　本章综述了低位结肠镜筛查的有效性和安全性、全球实施结肠镜筛查的现状和前景，以及提高结肠镜筛查有效性的方法。越来越多的证据表明，结肠镜筛查的有效性和安全性预示着其未来广阔的应用前景。为了最大限度地提高结肠镜筛查的有效性，在镜检过程中提高检出率是非常必要的。此外，还应充分考虑除有效性和安全性以外的其他因素，包括筛查人群的接受度、成本–效益和内镜资源，这些因素对于更有效地实施结肠镜筛查也是至关重要的。

（杨　刚　梁　磊译）

参 考 文 献

ASGE Standards of Practice Committee, Saltzman JR, Cash BD, et al, 2015. Bowel preparation before colonoscopy. Gastrointest Endosc, 81: 781-94.

Atkin WS, Edwards R, Kralj-Hans I, et al, 2010. Once-only flexible sigmoidoscopy screening in prevention of colorectal cancer: a multicentre randomised controlled trial. Lancet, 375: 1624-33.

AtkinW, Wooldrage K, Parkin DM, et al, 2017. Long term effects of once-only flexible sigmoidoscopy screening after 17 years of follow-up: the UK flexible sigmoidoscopy screening randomised controlled trial. Lancet, 389: 1299-311.

Atkinson NSS, Ket S, BassettP, et al, 2019. Narrow-band imaging for detection of neoplasia at colonoscopy: a meta-analysis of data from individual patients in randomized controlled trials. Gastroenterology, 157: 462-71.

AvalosDJ, Castro FJ, Zuckerman MJ, et al, 2018. Bowel preparations administered the morning of colonoscopy provide similar efficacy to a split dose regimen: a Meta analysis. J Clin Gastroenterol, 52: 859-68.

Baxter NN, Goldwasser MA, Paszat LF, et al, 2009. Association of colonoscopy and death from colorectal cancer. Ann Intern Med, 150: 1-8.

Biecker E, Floer M, Heinecke A, et al, 2015. Novel endocuff-assisted colonoscopy significantly increases the polyp detection rate: a randomized controlled trial. J Clin Gastroenterol, 49: 413-8.

Brenner H, Chang-Claude J, Jansen L, et al, 2014. Reduced risk of colorectal cancer up to 10 years after screening, surveillance, or diagnostic colonoscopy. Gastroenterology, 146: 709-17.

Brenner H, Chang-Claude J, Seiler CM, et al, 2011. Protection from colorectal cancer after colonoscopy: a population-based, case-control study. Ann Intern Med, 154: 22-30.

Brenner H, Hoffmeister M, Arndt V, et al, 2010. Protection from right- and left- sided colorectal neoplasms after colonoscopy: population-based study. J Natl Cancer Inst, 102: 89-95.

Bucci C, Rotondano G, Hassan C, et al, 2014. Optimal bowel cleansing for colonoscopy: split the dose! A series of meta-analyses of controlled studies. Gastrointest Endosc, 80: 566-76.

Chen C, Stock C, Hoffmeister M, et al, 2018. Public health impact of colonoscopy use on colorectal cancer mortality in Germany and the United States. Gastrointest Endosc, 87: 213-21.

Cheng YL, Huang KW, Liao WC, et al, 2018. Same-day versus split-dose bowel preparation before colonoscopy: a meta-analysis. J Clin Gastroenterol, 52: 392-400.

Chiu HM, Ching JY, Wu KC, et al, 2016. A risk-scoring system combined with a fecal immunochemical test is effective in screening high-risk subjects for early colonoscopy to detect advanced colorectal neoplasms. Gastroenterology, 150: 617-25.

Chiu HM, Lin JT, Wang HP, et al, 2006. The impact of colon preparation timing on colonoscopic detection of colorectal neoplasmsa prospective endoscopist-blinded randomized trial. Am J Gastroenterol, 101: 2719-25.

Cotterchio M, Manno M, Klar N, et al, 2005. Colorectal screening is associated with reduced colorectal cancer risk: a case-control study within the population-based Ontario familial colorectal cancer registry. Cancer Causes Control, 16: 865-75.

Doubeni CA, Corley DA, Quinn VP, et al, 2018. Effectiveness of screening colonoscopy in reducing the risk of death from right and left colon cancer: a large community-based study. Gut, 67: 291-8.

Doubeni CA, Weinmann S, Adams K, et al, 2013. Screening colonoscopy and risk for incident late-stage colorectal cancer diagnosis in average-risk adults: a nested case-control study. Ann Intern Med, 158: 312-20.

Enestvedt BK, Tofani C, Laine LA, et al, 2012. 4-liter split-dose polyethylene glycol is superior to other bowel preparations, based on systematic review and meta-analysis. Clin Gastroenterol Hepatol, 10: 1225-31.

Floer M, Biecker E, Fitzlaff R, et al, 2014. Higher adenoma detection rates with endocuff-assisted colonoscopy: a randomized controlled multicenter trial. PLoS One, 9: e114267.

Gu P, Lew D, Oh SJ, et al, 2019. Comparing the real-world effectiveness of competing colonoscopy preparations: results of a prospective trial. Am J Gastroenterol, 114: 305-14.

He Q, Li JD, An SL, et al, 2013. Cap-assisted colonoscopy versus conventional colonoscopy: systematic review and meta-analysis. Int J Color Dis, 28: 279-81.

Holme Ø, Løberg M, Kalager M, et al, 2014. Effect of flexible sigmoidoscopy screening on colorectal cancer incidence and mortality: a randomized clinical trial. JAMA, 312: 606-15.

Johnson DA, Barkun AN, Cohen LB, et al, 2014. Optimizing adequacy of bowel cleansing for colonoscopy: recommendations from the US multi-society task force on colorectal cancer. Gastroenterology, 147: 903-24.

Johnson DA, Lieberman D, Inadomi JM, et al, 2017. Increased post-procedural non-gastrointestinal adverse events after outpatient colonoscopy in high-risk patients. Clin Gastroenterol Hepatol, 15: 883-91.

Kahi CJ, Imperiale TF, Juliar BE, et al, 2009. Effect of screening colonoscopy on colorectal cancer incidence and mortality. Clin Gastroenterol Hepatol, 7: 770-5.

Kaminski MF, Bretthauer M, Zauber AG, et al, 2012. The NordICC study: rationale and design of a randomized trial on colonoscopy screening for colorectal cancer. Endoscopy, 44: 695-702.

Kaminski MF, Hassan C, Bisschops R, et al, 2014a. Advanced imaging for detection and differentiation of colorectal neoplasia: European Society of Gastrointestinal Endoscopy (ESGE) guideline. Endoscopy, 46: 435-49.

Kaminski MF, Polkowski M, Kraszewska E, et al, 2014b. A score to estimate the likelihood of detecting advanced colorectal neoplasia at colonoscopy. Gut, 63: 1112-9.

Kaminski MF, Regula J, Kraszewska E, et al, 2010. Quality indicators for colonoscopy and the risk of interval cancer. N Engl J Med, 362: 1795-803.

Kaminski MF, Wieszczy P, Rupinski M, et al, 2017. Increased rate of adenoma detection associates with reduced risk of colorectal cancer and death. Gastroenterology, 153: 98-105.

Kilgore TW, Abdinoor AA, Szary NM, et al, 2011. Bowel preparation with split-dose polyethylene glycol before colonoscopy: a meta-analysis of randomized controlled trials. Gastrointest Endosc, 73: 1240-5.

Lieberman DA. Clinical practice. Screening for colorectal cancer, 2009. N Engl J Med, 361: 1179-87.

Lin JS, Piper MA, Perdue LA, et al, 2016. Screening for colorectal cancer: updated evidence report and systematic review for the US preventive services task force. JAMA, 315: 2576-94.

Manser CN, Bachmann LM, Brunner J, et al, 2012. Colonoscopy screening and carcinoma-related death: a closed cohort study. Gastrointest Endosc, 76: 110-7.

Martel M, Barkun AN, Menard C, et al, 2015. Split-dose preparations are superior to day-before bowel cleansing regimens: a meta-analysis. Gastroenterology, 149: 79-88.

Matsuda T, Ono A, Sekiguchi M, et al, 2017. Advances in image enhancement in colonoscopy for detection of adenomas. Nat Rev Gastroenterol Hepatol, 14: 305-14.

Nagorni A, Bjelakovic G, Petrovic B, 2012. Narrow band imaging versus conventional white light colonoscopy for the detection of colorectal polyps. Cochrane Database Syst Rev, 1: Cd008361.

Ng SC, Tsoi KK, Hirai HW, et al, 2012. The efficacy of cap-assisted colonoscopy in polyp detection and cecal intubation: a meta-analysis of randomized controlled trials. Am J Gastroenterol, 107: 1165-73.

Nishihara R, Wu K, Lochhead P, et al, 2013. Long-term colorectal-cancer incidence and mortality after lower endoscopy. N Engl J Med, 369: 1095-105.

Omata F, Ohde S, Deshpande GA, et al, 2014. Image-enhanced, chromo, and cap-assisted colonoscopy forimproving adenoma/neoplasia detection rate: a systematic review and meta-analysis. Scand J Gastroenterol, 49: 222-37.

Peng L, Weigl K, Boakye D, et al, 2018. Risk scores for predicting advanced colorectal neoplasia in the average-risk population: a systematic review and meta-analysis. Am J Gastroenterol, 113: 1788-800.

Pox CP, Altenhofen L, Brenner H, et al, 2012. Efficacy of a nationwide screening colonoscopy program for colorectal cancer. Gastroenterology, 142: 1460-7.

Quintero E, Castells A, Bujanda L, et al, 2012. Colonoscopy versus fecal immunochemical testing in colorectal-cancer screening. N Engl J Med, 366: 697-706.

Reumkens A, Rondagh EJ, Bakker CM, et al, 2016. Post-colonoscopy complications: a systematic review, time trends, and meta-analysis of population-based studies. Am J Gastroenterol, 111: 1092-101.

Rex DK, Repici A, Gross SA, et al, 2018. High-definition colonoscopy versus Endocuff versus EndoRings versus full-spectrum endoscopy for adenoma detection at colonoscopy: a multicenter randomized trial. Gastrointest Endosc, 88: 335-44.

Rex DK, Schoenfeld PS, Cohen J, et al, 2015. Quality indicators for colonoscopy. Gastrointest Endosc, 81: 31-53.

Saito H, Kudo SE, Takahashi N, et al, 2020. Efficacy of screening using annual fecal immunochemical test alone versus combined with one-time colonoscopy in reducing colorectal cancer mortality: the Akita Japan population-based colonoscopy screening trial (Akita pop-colon trial). Int J Colorectal Dis, 35 (5): 933-9.

Schoen RE, PinskyPF, Weissfeld JL, et al, 2012. Colorectal-cancer incidence and mortality with screening flexible sigmoidoscopy. N Engl J Med, 366: 2345-57.

Schreuders EH, Ruco A, Rabeneck L, et al, 2015. Colorectal cancer screening: a global overview of existing programmes. Gut, 64: 1637-49.

Segnan N, Armaroli P, Bonelli L, et al, 2011. Once-only sigmoidoscopy in colorectal cancer screening: follow-up findings of the Italian randomized controlled trial-SCORE. J Natl Cancer Inst, 103: 1310-22.

Sekiguchi M, Kakugawa Y, Matsumoto M, et al, 2018. A scoring model for predicting advanced colorectal neoplasia in a screened population of asymptomatic Japanese individuals. J Gastroenterol, 53: 1109-19.

Sekiguchi M, Otake Y, Kakugawa Y, et al, 2019. Incidence of advanced colorectal neoplasia in individuals with untreated diminutive colorectal adenomas diagnosed by magnifying image-enhanced endoscopy. Am J Gastroenterol, 114: 964-73.

Sung JJY, Wong MCS, Lam TYT, et al, 2018. A modified colorectal screening score for prediction of advanced neoplasia: a prospective study of 5744 subjects. J Gastroenterol Hepatol, 33: 187-94.

Wang L, Mannalithara A, Singh G, et al, 2018. Low rates of gastrointestinal and non-gastrointestinal complications for screening or surveillance colonoscopies in a population-based study. Gastroenterology, 154: 540-55.

Westwood DA, Alexakis N, Connor SJ, 2012. Transparent cap-assisted colonoscopy versus standard adult colonoscopy: a systematic review and meta-analysis. Dis Colon Rectum, 55: 218-25.

Winawer SJ, Zauber AG, Ho MN, et al, 1993. Prevention of colorectal cancer by colonoscopic polypectomy. The National Polyp study workgroup. N Engl J Med, 329: 1977-81.

Wong MC, Ching JY, Ng S, et al, 2016. The discriminatory capability of existing scores to predict advanced colorectal neoplasia：a prospective colonoscopy study of 5,899 screening participants. Sci Rep，6：20080.

Yeoh KG，Ho KY，Chiu HM，et al，2011. The Asia-Pacific colorectal screening score：a validated tool that stratifies risk for colorectal advanced neoplasia in asymptomatic Asian subjects. Gut，60：1236-41.

Zauber AG，Lansdorp-Vogelaar I，Knudsen AB，et al，2008. Evaluating test strategies for colorectal cancer screening：a decision analysis for the U. S. preventive services task force. Ann Intern Med，149：659-69.

Zauber AG，Winawer SJ，O'Brien MJ，et al，2012. Colonoscopic polypectomy and long-term prevention of colorectal-cancer deaths. N Engl J Med，366：687-96.

第 5 章
非侵入性筛查试验

Han-Mo Chiu，Li-Chun Chang

摘 要：非侵入性结直肠癌筛查试验可以从大量的筛查人群中筛选出有恶性肿瘤（癌症或进展期腺瘤）风险的个体。因此，它可以减少对结肠镜检查的需求，并在结肠镜检查过程中增加检出恶性肿瘤的可能性，提高筛查效率。许多人群筛查使用非侵入性筛查试验，如愈创木脂粪便潜血试验或粪便免疫化学试验作为主要筛查项目。在评估用于筛查的非侵入性试验时，应仔细考虑以下几个重要问题：①检测性能（敏感度和特异度）；②公众接受度；③检测成本。在本章中，将根据现有证据介绍和讨论两种主要的非侵入性试验——粪便和血液筛查试验。

关键词：筛查；结直肠癌；粪便免疫化学试验；粪便潜血试验；血液筛查试验；敏感度；特异度

5.1 概 述

结直肠癌筛查涉及多方面的因素，包括人力，如公共卫生工作者、医务人员和实验室人员；临床基础设施，如内镜和检出肿瘤（腺瘤或癌症）的医疗管理，以及持续管理和资金支持。目前，结肠镜检查被认为是诊断结直肠癌最准确的方法，对进展期腺瘤和浸润性癌的敏感度均在 95% 以上。它还具有能够同时切除肿瘤病灶的优点，因此目前其不仅被用作诊断性检查，而且在一些国家还被用作主要的筛查工具（Lieberman et al.，2000）。结肠镜检查在降低结直肠癌死亡率和发病率方面的有效性已在几项队列研究中得到证实（Nishihara et al.，2013；Zauber et al.，2012；Kahi et al.，2009；Jacob et al.，2012；Brenner et al.，2011）。然而，如果考虑到在特定年龄（大多数筛查项目中为 50～75 岁）人群中的肿瘤患病率（浸润性癌为 0.2%～0.3%，进展期腺瘤为 5%～10%，腺瘤为 30%～40%），将结肠镜检查作为目标人群的主要筛查工具，则 60%～70% 的检查结果为阴性，而且并不是所有腺瘤（特别是微小或小腺瘤）最终都会发展成浸润性肿瘤，再加上结肠镜检查侵入性较强、成本较高，如果能通过筛查试验从大量人群中筛选出恶性肿瘤风险较高的受试者，那将是最理想的（Inadomi et al., 2012；Quintero et al., 2012）。这样的筛查试验应该具有成本低、准确率高、公众接受度高的特点。

使用非侵入性检测作为主要工具来筛查有结直肠肿瘤风险的个体，可以在结肠镜检查中增加检出恶性肿瘤的概率（图 5.1）。例如，人群筛查中粪便免疫化学试验（FIT）阳性率（结肠镜检查的主要决定因素）通常在 4%～10%（Zorzi et al., 2015；Moss et al., 2017），这意味着 FIT 筛查后对结肠镜检查的要求远低于结肠镜筛查，因此可以显著减少对结肠镜检查的需求，从而提高筛查效率，减少行结肠镜检查的相关成本和并发症。

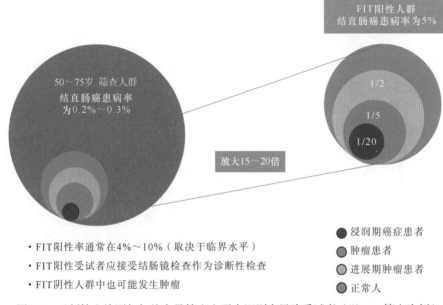

- FIT阳性率通常在4%～10%（取决于临界水平）
- FIT阳性受试者应接受结肠镜检查作为诊断性检查
- FIT阴性人群中也可能发生肿瘤

图 5.1 无创筛查检测如何从大量筛查人群中识别高风险受试者（以 FIT 筛查为例）

在选择初步筛查试验进行人群筛查时，必须仔细考虑以下几个问题：

（1）敏感度检测：高敏感度可以更好地检测恶性肿瘤（进展期腺瘤和癌症），减少漏诊，从而提高筛查效率。

（2）特异度检测：高特异度可以减少假阳性率，减少不必要的检查次数（结肠镜检查时未发现肿瘤），从而提高结肠镜检查的效率、减少结肠镜检查相关并发症的发生和成本（如结肠镜或其他影像学检查成本）。

（3）阳性率：不仅与检测的敏感度和特异度有关，还受疾病流行程度的影响。高阳性率与公共卫生工作者、医护人员的工作量增加，以及检查需求和相关费用的增加有关，同时也会影响筛查效率。

（4）成本：是另一个重要的考虑因素，可能会影响与筛查相关的资金。在资金紧张的情况下，这一点尤为重要。在一些筛查项目中，筛查检测或诊断性检查只得到部分补贴，因此，如果与此相关的自付费用过高，筛查参与率将会受到影响。

（5）公众接受度：高筛查率并不能保证公众的高参与率。只有确保结直肠癌筛查试验的高准确率，才能达到对进展期肿瘤的高检出率。

目前，粪便检查——愈创木脂粪便潜血试验（gFOBT）或 FIT 符合上述特征（尽管程度不同），先前的随机对照试验（gFOBT）或大型队列研究（gFOBT 和 FIT）已证实（Zorzi et al.，2015；Hewitson et al.，2008）通过粪便筛查可有效降低结直肠癌的死亡率。在资源有限的地区，通过结肠镜检查进行人群大规模筛查不是一个可行的选择，应该考虑使用非侵入性检测来筛查高危人群。在大多数政府资助的筛查项目中，粪便检查（gFOBT 或 FIT）是主要的筛查方法。相比之下，结肠镜检查主要应用于美国的机会性筛查或德国和波兰的一些有组织性筛查项目（Schreuders et al.，2015）。

正如上文所说，选择筛查试验需要的一个重要考虑因素是公众接受度。由下面的公式可见，公众接受度对检出肿瘤的影响是显著的：

$$检出率 = 筛查敏感度 \times 筛查人群参与率$$

从这个公式不难理解，在人群筛查中，检测敏感度并不是肿瘤检测的主要决定因素，因为即使敏感度很高，但公众对筛查的接受度很低，病变检出率也会很低。下面的例子说明了参与率的重要性。在一项西班牙随机对照试验中，将结肠镜检查及 FIT 作为主要筛查工具进行比较；结果显示，FIT 组的参与率高于结肠镜检查组（34.2%比 24.6%，$P<0.001$），两组筛查参与率相差约 10%，但结直肠癌检出率（结肠镜检查和 FIT 筛查均为 0.1%，OR = 0.99，95%CI 0.61~1.64，$P = 0.99$）没有显著性差异（Quintero et al.，2012）。即使在粪便筛查试验中，不同筛查试验的参与率也可能存在差异，从而影响肿瘤的检出。在 van Rossum 等（2008）的一项荷兰研究中，与 gFOBT 相比，FIT 的筛查参与率高达 12.7%（$P<0.01$），对应的结直肠癌和进展期腺瘤的检出率更高。这主要是由于 FIT 在采集样本之前无饮食限制的要求且方便进行粪便收集的设计，提高了筛查人群的依从性，从而提高了对肠道肿瘤的检出率。

不同人群对筛查试验的选择也存在差异。一项涉及不同种族（白种人、非裔美国人、拉丁美洲人和亚洲人）的美国随机试验显示，接受结肠镜检查的参与者完成筛查的比例（38%）明显低于接受粪便潜血试验（fecal occult blood test，FOBT）检测的比例（67%）（$P<0.001$），同样也低于选择两者之一的参与者完成筛查的比例（69%）（$P<0.001$）。非白种人参与者（拉丁裔或亚洲裔）更多接受 FOBT 检测，而白种人参与者却更多接受结肠镜检查（Inadomi et al.，2012）。因此，在考虑筛查试验时，综合考虑上述所有问题是很重要的。不仅筛查方法重要，而且公众接受度也很重要，因为其可能会影响参与度，从而在很大程度上影响肿瘤的检出和筛查的效果。

5.2 粪 便 检 查

5.2.1 粪便潜血试验

gFOBT 是最早用于结直肠癌筛查的粪便检查方法之一。其主要检测粪便中的血红素。在分析过程中向粪便样本中加入过氧化氢时，血红素会与过氧化氢发生反应，颜色变为蓝色（图 5.2）。由于其阳性的判定依赖于人工操作和对颜色变化的主观判断，质控难以保证，实验室工作人员的判定误差一直是 gFOBT 检测中关注的主要问题。此外，据报道，gFOBT

还受动物性食品（如牛肉、猪肉、羊肉和含有这些肉类的加工食品）的影响，因为它们也含有血红素。一些实验建议在粪便采样前避免进食这些食品，以减少假阳性，但这可能会对筛查的参与度产生不利影响，因为 gFOBT 通常需要 3～6 个粪便样本。

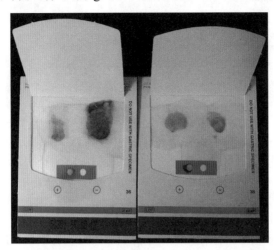

图 5.2　粪便潜血试验检测卡。患者使用木制涂抹器从马桶中取出粪便，将一小部分粪便样本涂抹在卡片的两个粪便涂抹窗上，然后合上盖子。通常这是连续 3 天（在某些检测项目中需要更多天）完成的，检测卡将被邮寄到实验室进行检测。在干燥的涂抹样本中，血红素在 1 周内几乎不会被降解（不到样本的 15%）。检测时，在 10 秒内出现任何程度的蓝色并在 1 分钟内保持稳定，被认为是阳性表现

前期的随机试验已证实了 gFOBT 的有效性，meta 分析显示其降低结直肠癌死亡率的有效性为 16%，但由于 gFOBT 对进展期腺瘤的敏感度较低，其对降低结直肠癌发病率的有效性也较低（Hewitson et al.，2008）。

与 FOBT 相比，gFOBT 具有较高的敏感度，但其阳性率较高，特异度较低（Levin et al.，1997）。gFOBT 虽然逐渐被 FIT 所取代，但目前仍在许多筛查项目中使用，如英国、加拿大（安大略省和马尼托巴省）、芬兰和克罗地亚的筛查项目（Schreuders et al.，2015）。

5.2.2　粪便免疫化学试验

FIT 受饮食影响较小，因为它是一种针对血红蛋白的免疫分析方法。通常，只需要一或两个粪便样本，并且不受饮食限制，加之方便进行粪便收集的小匙和采样管的设计（图 5.3），FIT 的公众接受度远远高于 gFOBT，从而有助于提高肿瘤检出率（Moss et al.，2017；van Rossum et al.，2008）。

FIT 是目前世界上最受欢迎的初级筛查试验，特别是在政府资助的项目中，因为其可以显著减少结肠镜检查次数，并且可大批量处理样本（Schreuders et al.，2015）。虽然随机试验证明只有 gFOBT 能有效降低结直肠癌死亡率，但与 gFOBT 相比，FIT 具有接受度高、对早期结直肠癌和进展期腺瘤的敏感度与特异度高等优点，现正逐步取代 gFOBT，成为最受欢迎的初筛试验（Hewitson et al.，2008；van Rossum et al.，2008）。模拟研究显示，FIT

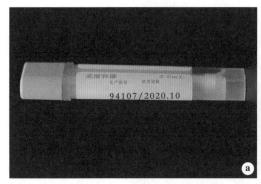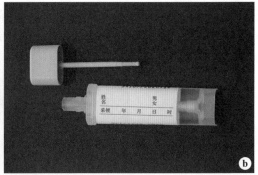

图 5.3　粪便免疫化学试验（FIT）。a. FIT 套件外观；b. 测试棒与盖子（左）和采样管（右）集成在一起。测试棒顶端的凹槽有利于采集一定量的粪便。采样管中的样本缓冲溶液保证了样本中血红蛋白从采集到实验室分析期间保持最佳稳定性（室温下 7 天，2～8℃下 28 天）

在降低结直肠癌死亡率或发病率方面的有效性和成本-效益高于 gFOBT（Zauber et al.，2008；Knudsen et al.，2016）。

　　定量 FIT 的阳性截断值是可调整的，有利于筛查组织者根据结肠镜检查能力、恶性结直肠肿瘤（结直肠癌和进展期腺瘤）的患病率和医疗费用来确定最佳的截断值（Chen et al.，2007）。在确定截断值的同时，从不同方面进行评价也是必不可少的。以中国台湾地区结直肠癌筛查为例，在当地筛查项目启动前，根据筛查结果（筛查参与率、诊断性检查率、肿瘤检出率等）进行受试者操作特征（ROC）分析。在考虑到当地医疗费用的情况下，进行了试点研究和成本-效益分析。结果提示，在中国台湾地区人群中，20μg Hb/g 粪便是最佳的截断值（Chen et al.，2007）。定性 FIT（使用固定截断值）也被用于一些人群筛查项目。韩国筛查项目的一项研究显示，定性 FIT 的阳性率大约是定量 FIT 的 3 倍，但定量 FIT 检出的"可疑癌症和癌症"与"正常"的准确率大约是定性 FIT 的 3 倍（Park et al.，2012）。在韩国筛查项目中发现多个不同的定性 FIT 性能可能不同，即使截断值相同，其性能也不同。

　　FIT 对侵袭性结直肠癌的敏感度约为 80%，对进展期腺瘤的敏感度约为 30%，但均明显低于结肠镜检查。因此，需要定期进行 FIT，避免之前漏检或出现新生的肿瘤（Lee et al.，2014）。最常采用的 FIT 筛查间隔是 1 年或 2 年，这是基于进展期腺瘤发展为浸润性癌症的间隔时间而定的（估计约为 3 年）。有一些项目已经报道了 FIT 筛查在降低结直肠癌死亡率甚至结直肠癌发病率方面的有效性（Zorzi et al.，2015；Giorgi Rossi et al.，2015；Levin et al.，2018）。考虑到结直肠癌患者对常规筛查的高度依从性，FIT 在筛查方面的效果与结肠镜检查相似，因为这是一种一致的、程序化的筛查方式。根据美国预防服务工作组（USPSTF）的模型研究，如果长期坚持 FIT 筛查，其成本-效益也接近于结肠镜筛查（Knudsen et al.，2016）。

　　FIT 筛查的局限性也是多方面的。首先，它检出肿瘤的敏感度与分期有关。据报道，虽然筛查结直肠癌的整体敏感度约为 80%，但这实际上是 Ⅰ 期结直肠癌敏感度（60%）和 Ⅱ 期及以上结直肠癌敏感度（90%～95%）的综合结果（Lee et al.，2014）。FIT 的这种缺陷可能导致其在检测早期结直肠癌时出现假阴性结果，影响筛查效果。其次，FIT 对近端肿瘤的敏感度较低。先前研究表明，FIT 对近端结肠肿瘤或进展期腺瘤的敏感度明显较低（Wong et al.，2015；Chiu et al.，2013）。可能的原因是在肠蠕动过程中，来源于近端肠管病变的少量血液中的血红蛋白降解更多，因此导致 FIT 假阴性的结果。Chang 等（2017）的一项研究表明，与普通腺瘤相比，FIT 对主要位于近端结肠的无蒂锯齿状息肉的敏感度更低，这些息肉占所有结直肠癌的 20% 以上。尽管如此，粪便检查基本上仍是每年或每两年一次，从理论上讲，之前没有检测出的肿瘤后续仍有可能被检测到。为解决这个问题，可以采取以下几种策略，包括缩短筛查间隔、增加粪便样本数量和降低 FIT 阳性截断值。这些方法可能会增加在癌前阶段发现癌症的可能性，但另一方面可能会增加对结肠镜检查的需求，并对目前有限的资源造成压力，因此进一步的研究是有必要的。

5.2.3　多靶点粪便 DNA 检测

多靶点粪便 DNA 检测不仅检测粪便中微量的血红蛋白（多靶点粪便 DNA 检测也包含 FIT），还包括在结直肠癌或腺瘤中发现某些特定的 DNA 变化。具有这些突变的癌前病变和癌组织脱落细胞通常会向粪便中释放 DNA 生物标志物，检测到这些标志物（粪便样本中有 11 个不同的分子生物标志物，包括 7 个 DNA 突变标志物、2 个 DNA 甲基化标志物、血红蛋白，以及 β 肌动蛋白，作为对照），即表明肠道息肉癌前病变或癌症的存在。

Imperiale 等对 9989 名受试者的研究表明，多靶点粪便 DNA 检测和 FIT 检测结直肠癌的敏感度分别为 92.3% 和 73.8%（$P = 0.002$）；检测癌前病变的敏感度分别为 42.4% 和 23.8%（$P < 0.001$）；对高度不典型增生性息肉的检出率分别为 69.2% 和 46.2%（$P = 0.004$）；对 1cm 以上无蒂锯齿状息肉的检出率分别为 42.4% 和 5.1%（$P < 0.001$）。在低级别上皮内瘤变或阴性患者中，多靶点 DNA 检测的特异度低于 FIT（86.6% 比 94.9%，$P < 0.01$）（Imperiale et al.，2014）。虽然多靶点粪便 DNA 检测的性能明显高于 FIT，但在大规模有组织筛查项目中，其存在几个障碍：高成本（超过 500 美元，甚至比许多国家的结肠镜检查费用要高得多），以及粪便取样过程烦琐和实验室工作量的增加。公众对它的接受度在很大程度上是未知的，特别是在考虑到上述障碍的情况下。低特异度也可能增加对结肠镜检查的需求，而检测阳性可能导致其他的额外检查，如反复结肠镜检查，甚至 PET/CT/MRI 检查，以排除其他可能导致 DNA 检测呈阳性的消化系统肿瘤。

目前，美国 FDA 批准（2014 年批准）3 年一次的多靶点粪便 DNA 检测用于结直肠癌筛查，但根据 Knudsen 等（2016）的模型研究，其成本–效益低于直接结肠镜检查或 FIT 筛查。

5.2.4　其他粪便生物标志物

肠道微生物组成的改变（梭杆菌和其他细菌增加）与结直肠癌及癌前病变有关。因此，粪便微生物标志物被认为是结直肠癌筛查的有效指标（Yu et al.，2017；Nakatsu et al.，2015；Feng et al.，2015）。由 Wong 等进行的一项研究用定量 PCR 法检测了 309 例结直肠癌患者、103 例进展期腺瘤患者和 102 例健康者具核梭杆菌（Fn）、消化链球菌和微小微单胞菌的相对丰度。结果显示，结直肠癌患者 3 种单项标志物的丰度均高于对照组（$P<0.001$），进展期腺瘤患者 Fn 的丰度高于对照组（$P=0.022$）。Fn 与 FIT 联合检测结直肠癌的敏感度（92.3% 比 73.1%，$P<0.001$）和受试者操作特征曲线下面积（AUROC）（0.95 比 0.86，$P<0.001$）均优于 FIT。从该研究的结果来看，虽然 Fn 单独检测与 FIT 的性能相当（AUROC 为 0.83 比 0.86，$P>0.05$），但当二者联合应用时，获得的增益效果尤为显著，在没有显著牺牲其特异度的情况下，检测率上升 20%。Fn 检测筛查到 FIT 漏检的肿瘤，因此被认为是对 FIT 的补偿（Wong et al.，2017）。

未来在结直肠癌筛查中应用微生物标志物的挑战将是它在众多不同种族、不同饮食习惯的受试者中的验证，粪便采样和处理的标准化，筛查人群的接受程度，寻找潜在混杂因素，以及开发一个高通量平台来处理筛查环境中的大量粪便样本。

5.3 血液检测

目前正在开发几种用于结直肠癌筛查的血液检测方法，并在临床环境中进行测试。其中包括检测循环甲基化 DNA、miRNA、核小体和由激活的自然杀伤（NK）细胞释放的 γ 干扰素（IFN-γ）（表 5.1）。一些研究表明，对于不接受结肠镜或粪便筛查的受试者，血液筛查试验接受程度较高，因此其被认为能够填补筛查程序中检测试验不足的空白（Liles et al.，2017；Adler et al.，2014）。

表 5.1 结直肠癌筛查血液检测方法汇总

生物标志物	病例数	标本	敏感度（%）	特异度（%）	参考文献
miRNA					
miR-17-3p	205	血浆	64	70	Ng et al.（2009）
miR-18a	164	血浆	73.1	79.1	Zhang et al.（2013）
miR-20a	179	血浆	46	73.4	Chen et al.（2015）
miR-21	71	血浆	90	90	Kanaan et al.（2012）
miR-29a	159	血浆	69	89.1	Huang et al.（2010）
miR-92	205	血浆	89	70	Ng et al.（2009）
miR-96	287	血浆	65.4	73.3	Sun et al.（2016）
miR-106a	179	血浆	74	44.4	Chen et al.（2015）
miR-200c	164	血浆	64.1	73.3	Zhang et al.（2013）
miR-210	370	血清	74.6	73.5	Wang et al.（2017）
miR-221	140	血浆	86	41	Pu et al.（2010）
miR-372	195	血清	81.9	73.3	Yu et al.（2016）
miR-24	241	血浆	78.4	83.9	Fang et al.（2015）
miR-29b	305	血清	61.4	72.5	Li et al.（2015）

续表

生物标志物	病例数	标本	敏感度（%）	特异度（%）	参考文献
miR-194	110	血清	72	80	Basati et al.（2016）
miR-320a	241	血浆	92.8	73.1	Fang et al.（2015）
miR-375	140	血浆	76.9	64.6	Xu et al.（2014）
miR-423-5p	241	血浆	91.9	70.8	Fang et al.（2015）
miR-601	71	血清	69.2	72.4	Wang et al.（2012）
miR-760	71	血清	80	72.4	Wang et al.（2012）
细胞游离 DNA					
Alu 115	281	血清	69.2	99.1	Hao et al.（2014）
H1C1	60	血浆	54.6	64.5	Cassinotti et al.（2012）
MDG1	60	血浆	54.6	64.5	Cassinotti et al.（2012）
Septin-9	144	血浆	90	88	Warren et al.（2011）
Septin-9	7941	血浆	48.2	91.5	Church et al.（2014）
BCAT1/IKZF1	2105	血浆	66	94	Pedersen et al.（2015b）
核小体					
核小体集群	42	血清	74	90	Rahier et al.（2017）
NK 细胞活性					
IFN-γ	872	上清液	87	60.8	Jobin et al.（2017）

　　DNA 甲基化被认为是肿瘤发生的早期事件，因此 DNA 甲基化是癌症早期检测的潜在标志；与基因改变相比，表观遗传学变化发生的频率更高。因此，ctDNA 甲基化筛查试验被用于结直肠癌筛查（Xue et al.，2015）。在用于结直肠癌筛查的标志物研究中，一些研究表明，与目前使用的粪便或结肠镜筛查相比，血液筛查的公众接受度可能会更高。Adler 等的研究表明，当提供结肠镜筛查时，172 名受试者中只有 63 名（37%）接受，拒绝结肠镜筛查的 109 名受试者中有 106 名接受非侵入性筛查（97%），其中 90 名选择了 Septin-9 基因甲基化检测（83%），16 名选择了粪便筛查（15%），3 名拒绝了一切筛查（3%）。选择抽血检验的原因包括抽血便利、整体检查方便、耗时少（Adler et al.，2014）。

　　Liles 等（2017）的一项随机试验显示，在 413 名随机参加 FIT 或血液检测的受试者中，99.5%（95%CI 97.3%～100%）的血液检测组和 88.1%（95%CI 83.0%～91.8%）的 FIT 组受试者完成了所提供的检测，但结果却相差 11.4%（95%CI 6.9%～15.9%，$P<0.001$）。一项使用甲基化 BCAT1 和 IKZF1 基因检测的研究确定了 129 名受试者中 85 名为结直肠癌患者（敏感度为 66%，95% CI 57%～74%）。对于 Ⅰ～Ⅳ期结直肠癌，阳性率分别为 38%（95%CI 21%～58%）、69%（95%CI 53%～82%）、73%（95%CI 56%～85%）和 94%（95%CI 70%～100%）（Pedersen et al.，2015a，b）。另一种通过测定人工激活血液中 NK 细胞分泌的 IFN-γ 检测 NK 细胞活性的方法也被用于结直肠癌筛查。在一项对加拿大 872 名高危受试者进行的开放、前瞻、横断性研究中，NK 细胞活性测试识别结直肠癌受试者的敏感度为 87.0%，特异度为 60.8%，阳性预测值为 5.7%，阴性预测值为 99.4%。NK 细胞活性低者与 NK 细

胞活性高者检出结直肠癌的比值比为 10.3（95% CI 3.03～34.9）（Jobin et al.，2017）。

　　血液检测具有较高的公众接受度。然而，目前有组织筛查项目中没有一种采用这种方法进行人群结直肠癌筛查，主要是因为与目前在大型筛查人群中使用的一线筛查方法（如 FIT）相比，血液检测性能不够好，缺乏相关证据（筛查率、检测性能及对降低结直肠癌发病率或死亡率的效果）。医院初步研究发现，这些检测仍然需要在"真实筛查人群"中进行测试，不仅要测试它们在多变的环境（温度、样本保存等）和人群（种族、年龄等）的真实世界中的表现，还要测试在多次筛查后的公众接受度、有效性或成本–效益。以 Septin-9 基因甲基化检测为例，Warren 等（2011）在早期的研究中报道了 Septin-9 基因甲基化检测对结直肠癌的总体敏感度为 90%（95% CI 77.4%～96.3%），特异度为 88%（95%CI 79.6%～93.7%）。然而，在随后的一项研究中，Church 等（2014）在大规模筛查人群（7941 名受试者）中进行了研究，表明 Septin-9 基因甲基化检测识别结直肠癌的总体敏感度为 48.2%（95%CI 32.4%～63.6%），检测 Ⅰ～Ⅳ 期结直肠癌的敏感度分别为 35.0%、63.0%、46.0% 和 77.4%，特异度为 91.5%（95%CI 89.7%～93.1%），检测进展期腺瘤的敏感度较低（11.2%）。Septin-9 基因甲基化检测识别结直肠癌的敏感度如此低，因此仅限于那些拒绝其他结直肠癌筛查试验如结肠镜检查、乙状结肠镜检查、FIT 或 gFOBT 的人使用。在 Ladabaum 等的一项建模研究中，虽然 Septin-9 基因甲基化检测与未筛查人群相比似乎有效且成本–效益高，且与目前的筛查方法（结肠镜检查、乙状结肠镜检查、FIT、gFOBT 及乙状结肠镜与 FIT 或 gFOBT 的组合）相比成本–效益高，但 Septin-9 基因甲基化检测或具有类似检测性能特征的血液生物标志物需要获得比替代方案更高的接受度和依从率。

　　尽管如此，血液检测在弥补目前结直肠癌筛查不足方面仍是有潜力的，在成为大规模筛查的一线方案之前，还需要解决几个问题。①许多研究都不是在真实筛查人群中进行的。如果查看文献，会发现一些研究队列中由于进展期结直肠癌的富集作用，这些检测的敏感度更高。然而，在真实的无症状筛查人群中，大多数癌症是早期的，因此在前述基于医院或病例对照研究中的良好性能并不能保证在真实筛查环境中出现。②一项筛查能够检测出癌症并不等同于该筛查可以降低此疾病的死亡率。结直肠癌是一种异质性肿瘤，不同的生物学行为（结直肠癌通过腺瘤癌变途径和锯齿状息肉途径发生）生存率不同；因此，对结直肠癌的高敏感度并不一定会带来较高的生存率。③筛查试验通过检出癌前病变减少结直肠癌的发病率。目前，大多数血液筛查对腺瘤或进展期腺瘤的检测敏感度较低（大多数在10%左右），有待进一步提高。④虽然血液筛查应用于符合条件且拒绝其他筛查方法（粪便检查或结肠镜检查）的个人，但其会存在不同的筛查偏倚（Parikh 和 Prasad，2016）。一方面，血液筛查可能会使那些不必筛查的人进行结直肠癌筛查。另一方面，考虑到血液筛查的方便性，适合结肠镜检查者可能希望血液检测代替结肠镜检查或在结肠镜检查之前先进行血液检测。

　　随着更多检测结直肠癌的分子方法的发现，医学界有义务仔细考虑将这些标志物整合为筛查试验的标准，使用相同的标准来评估当前的筛查试验（如评估基于粪便或结肠镜的筛查方式的随机试验或大型队列研究）。

（刘阳成　梁　磊　译）

参 考 文 献

Adler A，Geiger S，Keil A，et al，2014. Improving compliance to colorectal cancer screening using blood and stool based tests in patients refusing screening colonoscopy in Germany. BMC Gastroenterol，14：183.

Basati G，Razavi AE，Pakzad I，et al，2016. Circulating levels of the miRNAs，miR-194，and miR-29b，as clinically useful biomarkers for colorectal cancer. Tumour Biol，37：1781-8.

Brenner H，Chang-Claude J，Seiler CM，et al，2011. Protection from colorectal cancer after colonoscopy：a population-based，case-control study. Ann Intern Med，154：22-30.

Cassinotti E，Melson J，LiggettT，et al，2012. DNA methylation patterns in blood of patients with colorectal cancer and adenomatous colorectal polyps. Int J Cancer，131：1153-7.

Chang LC，Shun CT，Hsu WF，et al，2017. Fecal immunochemical test detects sessile serrated adenomas and polyps with a low level of sensitivity. Clin Gastroenterol Hepatol，15：872-9.

Chen LS，Liao CS，Chang SH，et al，2007. Cost-effectiveness analysis for determining optimal cut-off of immunochemical faecal occult blood test for population-based colorectal cancer screening（KCIS 16）. J Med Screen，14：191-9.

Chen WY，Zhao XJ，Yu ZF，et al，2015. The potential of plasma miRNAs for diagnosis and risk estimation of colorectal cancer. Int J Clin Exp Pathol，8：7092-101.

Chiu HM，Lee YC，Tu CH，et al，2013. Association between early stage colon neoplasms and false-negative results from the fecal immunochemical test. Clin Gastroenterol Hepatol，11：832-8 e1-2.

Church TR，Wandell M，Lofton-Day C，et al，2014. Prospective evaluation of methylated SEPT9 in plasma for detection of asymptomatic colorectal cancer. Gut，63：317-25.

Fang Z，Tang J，Bai Y，et al，2015. Plasma levels of microRNA-24，microRNA-320a，and microRNA-423-5p are potential biomarkers for colorectal carcinoma. J Exp Clin Cancer Res，34：86.

Feng Q，Liang S，Jia H，et al，2015. Gut microbiome development along the colorectal adenomacarcinoma sequence. Nat Commun，6：6528.

Giorgi Rossi P，Vicentini M，Sacchettini C，et al，2015. Impact of screening program on incidence of colorectal cancer：a cohort study in Italy. Am J Gastroenterol，110：1359-66.

Hao TB，Shi W，Shen XJ，et al，2014. Circulating cell-free DNA in serum as a biomarker for diagnosis and prognostic prediction of colorectal cancer. Br J Cancer，111：1482-9.

Hewitson P，Glasziou P，Watson E，et al，2008. Cochrane systematic review of colorectal cancer screening using the fecal occult blood test（hemoccult）：an update. Am J Gastroenterol，103：1541.

Huang Z，Huang D，Ni S，et al，2010. Plasma microRNAs are promising novel biomarkers for early detection of colorectal cancer. Int J Cancer，127：118-26.

Imperiale TF，Ransohoff DF，Itzkowitz SH，et al，2014. Multitarget stool DNA testing for colorectal-cancer screening. N Engl J Med，370：1287-97.

Inadomi JM，Vijan S，Janz NK，et al，2012. Adherence to colorectal cancer screening：a randomized clinical trial of competing strategies. Arch Intern Med，172：575-82.

Jacob BJ，Moineddin R，Sutradhar R，et al，2012. Effect of colonoscopy on colorectal cancer incidence and mortality：an instrumental variable analysis. Gastrointest Endosc，76：355-64.

Jobin G，Rodriguez-Suarez R，Betito K，2017. Association between natural killer cell activity and colorectal cancer in high-risk subjects undergoing colonoscopy. Gastroenterology，153：980-7.

Kahi CJ，Imperiale TF，Juliar BE，et al，2009. Effect of screening colonoscopy on colorectal cancer incidence and mortality. Clin Gastroenterol Hepatol，7：770-5.

Kanaan Z，Rai SN，Eichenberger MR，et al，2012. Plasma miR-21：a potential diagnostic marker of colorectal cancer. Ann Surg, 256: 544-51.

Knudsen AB, Zauber AG, Rutter CM, et al, 2016. Estimation of benefits, burden, and harms of colorectal cancer screening strategies: modeling study for the US preventive services task force. JAMA, 315: 2595-609.

Lee JK, Liles EG, Bent S, et al, 2014. Accuracy of fecal immunochemical tests for colorectal cancer: systematic review and meta-analysis. Ann Intern Med, 160: 171.

Levin B, Hess K, Johnson C, 1997. Screening for colorectal cancer. A comparison of 3 fecal occult blood tests. Arch Intern Med, 157: 970-6.

Levin TR, Corley DA, Jensen CD, et al, 2018. Effects of organized colorectal cancer screening on cancer incidence and mortality in a large community-based population. Gastroenterology, 155: 1383-91. e5

Li J, Liu Y, Wang C, et al, 2015. Serum miRNA expression profile as a prognostic biomarker of stage II/III colorectal adenocarcinoma. Sci Rep, 5: 12921.

Lieberman DA, Weiss DG, Bond JH, et al, 2000. Use of colonoscopy to screen asymptomatic adults for colorectal cancer. Veterans affairs cooperative study group 380. N Engl J Med, 343: 162-8.

Liles EG, Coronado GD, Perrin N, et al, 2017. Uptake of a colorectal cancer screening blood test is higher than of a fecal test offered in clinic: a randomized trial. Cancer Treat Res Commun, 10: 27-31.

Moss S, Mathews C, Day TJ, et al, 2017. Increased uptake and improved outcomes of bowel cancer screening with a faecal immunochemical test: results from a pilot study within the national screening programme in England. Gut, 66: 1631-44.

Nakatsu G, Li X, Zhou H, et al, 2015. Gut mucosal microbiome across stages of colorectal carcinogenesis. Nat Commun, 6: 8727.

Ng EK, Chong WW, Jin H, et al, 2009. Differential expression of microRNAs in plasma of patients with colorectal cancer: a potential marker for colorectal cancer screening. Gut, 58: 1375-81.

Nishihara R, Wu K, Lochhead P, et al, 2013. Long-term colorectal-cancer incidence and mortality after lower endoscopy. N Engl J Med, 369: 1095-105.

Parikh RB, Prasad V, 2016. Blood-based screening for colon cancer: a disruptive innovation or simply a disruption? JAMA, 315: 2519-20.

Park MJ, Choi KS, Lee YK, et al, 2012. A comparison of qualitative and quantitative fecal immunochemical tests in the Korean national colorectal cancer screening program. Scand J Gastroenterol, 47: 461-6.

Pedersen SK, Baker RT, McEvoy A, et al, 2015a. A two-gene blood test for methylated DNA sensitive for colorectal cancer. PLoS One, 10: e0125041.

Pedersen SK, Symonds EL, Baker RT, et al, 2015b. Evaluation of an assay for methylated BCAT1 and IKZF1 in plasma for detection of colorectal neoplasia. BMC Cancer, 5: 654.

Pu XX, Huang GL, Guo HQ, et al, 2010. Circulating miR-221 directly amplified from plasma is a potential diagnostic and prognostic marker of colorectal cancer and is correlated with p53 expression. J Gastroenterol Hepatol, 25: 1674-80.

Quintero E, Castells A, Bujanda L, et al, 2012. Colonoscopy versus fecal immunochemical testing in colorectal-cancer screening. N Engl J Med, 366: 697-706.

Rahier JF, Druez A, Faugeras L, et al, 2017. Circulating nucleosomes as new blood-based biomarkers for detection of colorectal cancer. Clin Epigenetics, 9: 53.

Schreuders EH, Ruco A, Rabeneck L, et al, 2015. Colorectal cancer screening: a global overview of existing programmes. Gut, 64: 1637-49.

Sun Y, Liu Y, Cogdell D, et al, 2016. Examining plasma microRNA markers for colorectal cancer at different stages. Oncotarget, 7: 11434-49.

van Rossum LG, van Rijn AF, Laheij RJ, et al, 2008. Random comparison of guaiac and immunochemical fecal occult blood tests for colorectal cancer in a screening population. Gastroenterology，135：82-90.

Wang Q，Huang Z，Ni S，et al，2012. Plasma miR-601 and miR-760 are novel biomarkers for the early detection of colorectal cancer. PLoS One，7：e44398.

Wang W，Qu A，Liu W，et al，2017. Circulating miR-210 as a diagnostic and prognostic biomarker for colorectal cancer. Eur J Cancer Care（Engl），26（4）.

Warren JD，Xiong W，Bunker AM，et al，2011. Septin 9 methylated DNA is a sensitive and specific blood test for colorectal cancer. BMC Med，9：133.

Wong MC，Ching JY，Chan VC，et al，2015. Diagnostic accuracy of a qualitative fecal immunochemical test varies with location of neoplasia but not number of specimens. Clin Gastroenterol Hepatol，13：1472-9.

Wong SH，Kwong TNY，Chow TC，et al，2017. Quantitation of faecal fusobacterium improves faecal immunochemical test in detecting advanced colorectal neoplasia. Gut，66：1441-8.

Xu L，Li M，Wang M，et al，2014. The expression of microRNA-375 in plasma and tissue is matched in human colorectal cancer. BMC Cancer，14：714.

Xue M，Lai SC，Xu ZP，et al，2015. Noninvasive DNA methylation biomarkers in colorectal cancer：a systematic review. J Dig Dis，16：699-712.

Yu J，Feng Q，Wong SH，et al，2017. Meta genomic analysis of faecal microbiome as a tool towards targeted non-invasive biomarkers for colorectal cancer. Gut，66：70-8.

Yu J，Jin L，Jiang L，et al，2016. Serum miR-372 is a diagnostic and prognostic biomarker in patients with early colorectal cancer. Anti Cancer Agents Med Chem，16：424-31.

Zauber AG，Lansdorp-Vogelaar I，Knudsen AB，et al，2008. Evaluating test strategies for colorectal cancer screening：a decision analysis for the U. S. preventive services task force. Ann Intern Med，149：659-69.

Zauber AG，Winawer SJ，O'Brien MJ，et al，2012. Colonoscopic polypectomy and long-term prevention of colorectal-cancer deaths. N Engl J Med，366：687-96.

Zhang GJ，Zhou T，Liu ZL，et al，2013. Plasma miR-200c and miR-18a as potential biomarkers for the detection of colorectal carcinoma. Mol Clin Oncol，1：379-84.

Zorzi M，Fedeli U，Schievano E，et al，2015. Impact on colorectal cancer mortality of screening programmes based on the faecal immunochemical test. Gut，64：784-90.

第**6**章
以人群为基础的结直肠癌有组织服务筛查的健康信息系统

Sherry Yueh-Hsia Chiu，Sam Li-Sheng Chen

　　摘　要： 以人群为基础的结直肠癌有组织服务筛查的健康信息系统对于筛查
服务的提供、监测和管理至关重要，可以帮助卫生专业人员提高筛查服务的质量
保障能力和增强筛查计划评估的可行性。

　　有组织服务筛查项目中的健康信息系统包括筛查项目的基础设施、筛查数
据的可用性和全面性，以及针对潜在偏倚进行调整的复杂而精确的数据分析。
筛查过程包括三个阶段：筛查前、筛查和筛查后阶段。一个从筛查前阶段将各
种数据库连接在一起的筛查数据库，对规划以人群为基础的有组织服务筛查项
目有很大帮助。在筛查阶段，应收集筛查的关键性能指标，包括筛查率、阳性
率、诊断检查（结肠镜检查）率、阳性预测率、检出率和间隔期癌变率。筛查
后阶段提供的信息包括腺瘤监测、有效性和成本–效益评估及结直肠癌筛查的个
性化策略。

　　以人群为基础的有组织服务筛查的完善健康信息系统有助于制定随机对照试
验之外的循证筛查政策。

　　关键词： 筛查基础设施；质量保障指标；健康信息筛查系统

6.1　结直肠癌筛查综合信息系统

　　网络信息系统设施在有组织服务筛查项目中提供、监测和管理医疗服务。这种基础设
施作为评估系统的一部分，对于开发健康信息系统至关重要。一个全面的结直肠癌筛查健
康信息系统有助于卫生专业人员进行有质量保障和评估的筛查工作，能够帮助卫生专业人
员和卫生决策者规划、实施、管理和评估整个筛查项目。

6.2　信息系统建设的基础设施和工作流程

随着网络技术的出现，结合数据收集和处理能力的 Web 解决方案是最流行的。服务器中的应用程序设计基于 ASP、HTML、DHTML、JavaScript、Java Applet 技术和 SQL 的相关数据库。基于网络的软件程序对于促进筛查评估的结构、过程和结果是有益的。例如，向筛查阳性者发送转诊信息，以便及时得到确诊，进一步支持该模型的独立数据通过互联网传输到中央数据库。在中国台湾地区，大约 380 万名年龄在 50～74 岁的受试者参加了 2 年一次的粪便免疫化学试验（FIT）筛查。研究通过收集有关筛查、诊断和长期随访结果的信息，进行系统评估。用于癌症筛查的健康信息系统建议以模块为中心，以方便计算机化、处理和更新筛查数据，并与其他登记数据（如人口登记、癌症登记和死亡登记）相关联。

该系统包括筛查程序的关键性能指标，如筛查率、阳性率、结肠镜检查率、阳性预测率、检出率和间隔期癌变率。其包含来自不同卫生服务机构和地理区域的信息，从而监控整个筛查中心的参与度和每一个后续步骤；它还有一个警报系统，以防止延误诊断和治疗的转诊。图 6.1 显示了筛查信息系统的基础设施和工作流程。

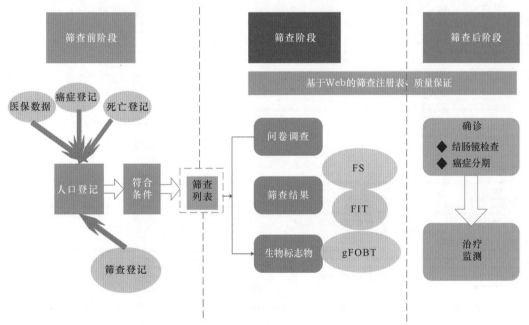

图 6.1　筛查信息系统的基础设施和工作流程

FS. 软式乙状结肠镜检查；FIT. 粪便免疫化学试验；gFOBT. 愈创木脂粪便潜血试验

6.2.1　筛查前阶段

筛查前阶段利用申报数据、癌症登记数据、死亡登记数据和家庭登记数据信息，筛选和识别符合条件的人群。

6.2.2 筛查阶段

筛查阶段从登记开始，筛查前阶段的结束正好是筛查阶段的开始。在筛查阶段，收集到的信息的结果（包括问卷）、筛查信息和结果（即 FIT 试剂盒、FIT 阳性率和 FIT 定量检测）被记录并存储在网络系统中。其他信息，如生物标志物，也可以使用多重疾病筛查项目的平台来收集。这些信息有助于监测筛查过程中的指标，如筛查参与率和阳性率。

6.2.3 筛查后阶段

在筛查后阶段，筛查阳性的参与者将接受诊断性检查（如结肠镜检查），如果发现肿瘤，还将进行后续的临床治疗。通过将筛查数据库、癌症登记和其他外部数据库集成在一个信息系统，可以获得诊断性检查的结果，肿瘤的组织学、分期及治疗方案。根据这些结果，可以评估结肠镜检查率（或诊断性检查率）和癌症（或肿瘤）检出率。这些指标是有组织计划筛查项目中质量保障的基本要素。图 6.2 显示了目前中国台湾地区使用的影像存储与传输系统（PACS）中标准结肠镜报告格式的用户界面。

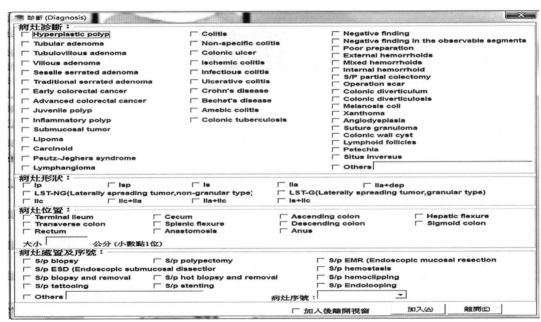

图 6.2　中国台湾地区目前使用的统一结肠镜检查报告格式（由台湾大学医院 Han-Mo Chiu 教授提供）

根据结直肠癌筛查流程和收集的多源数据，对筛查方案（包括阳性率、结肠镜检查率、阳性预测值和检出率等指标，肿瘤转移的早期结果，间隔期癌变率的中期结果和死亡率或发病率降低的远期结果）进行阶段性评价。该信息系统将来自医疗服务提供者和公共卫生管理人员的数字化数据集成到中央数据库中，使对肠道准备、盲肠到达率和腺瘤检出率等进行实时监测和反馈成为可能。利用现有的信息技术，信息系统可以实现医疗系统内部的平行联动和医疗机构之间的横向联动。

数据可视化将数据分析方法与交互式可视化相结合，以实现全面的数据探索。为了让决策者能够正确分析筛查数据，提供信息是一个需要应对的关键挑战。例如，不同筛查设置的气泡图显示出差异，可以根据气泡大小（结肠镜检查体积）区分筛查设置之间的腺瘤检出率。平均腺瘤检出率可供腺瘤检出率较低者参考，以提高结肠镜检查的质量。同样，通过设计的信息系统可以监测结直肠癌项目实施的质量问题，包括短期和长期结果。例如，早期结直肠癌占筛查和临床检出癌症的比例，可作为短期评估的早期指标。

6.3　支持结直肠癌筛查实施与评估的基本指标和数据库

组织实施人群筛查时，需要一些基本指标和数据库在筛查过程的前、中、后阶段的视野和程序上提供技术支持。筛查前、筛查和筛查后阶段的基本指标和相关数据库如图 6.3 所示。

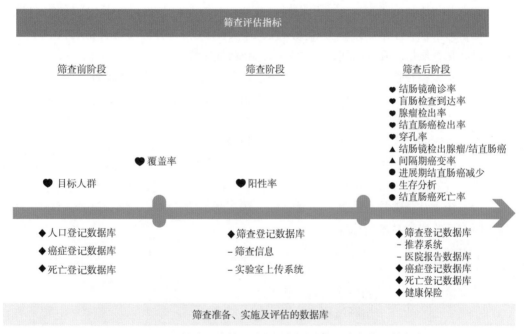

图 6.3　有组织的结直肠癌筛查计划不同阶段的基本指标和数据库

6.3.1　筛查前阶段

在启动结直肠癌筛查服务之前，应准备好以下三个数据库。

（1）人口登记数据库：人口登记数据是筛查项目的基本要素之一。使用人口登记数据的主要目的：①在初始阶段根据可用的预算或医疗资源量化符合条件的目标人群；②邀请目标人群进行结直肠癌筛查。

（2）死亡登记数据库：通过查阅死亡登记数据，确认为死亡的人群被排除在外。死亡登记数据与恶性肿瘤有很好的一致性（$\kappa = 0.97$）。其死亡率分析可用于评估结直肠癌筛查项目的效果。

（3）癌症登记数据库：癌症登记数据是筛查项目的另一个基本要素。癌症登记用于确定受试者在筛查前是否已被诊断为结直肠癌。既往诊断为结直肠癌的个体将不再参加结直肠癌筛查。

6.3.2 筛查阶段

在筛查阶段，应收集个人信息、筛查结果、转诊和确诊检查的信息，并形成筛查登记数据库。以 FIT 筛查为例，应收集有关个人信息（如居住地、性别和年龄）、筛查信息（如报告日期、检测日期、筛查项目及设置）及筛查结果的信息（检测结果和粪便血红蛋白浓度）。在筛查阶段还应检查一些质量控制指标，如筛查率或检查性能。

筛查率可以通过人口登记数据库和筛查登记数据库评估；可以通过筛查登记数据与癌症登记数据获得诸如间隔期癌变率的指标。此外，对于筛查阳性的个体，在转诊过程中的质量管理指标不仅关注结肠镜检查的依从性，还关注其等待时间（Jen et al.，2018）。定期监测可提高筛查质量。在这一阶段，主要指标和数据库详述如下。

（1）结肠镜检查依从性、等待时间与质量控制：对于需要结肠镜检查的个体，应记录结肠镜检查结果。结肠镜检查的依从性是结直肠癌筛查项目的质量指标之一。结肠镜检查的依从率随转诊检查呈阳性而发生变化。结肠镜检查结果的等待时间由 FIT 检测时间和结肠镜检查完成时间决定。等待时间越长，出现间隔期癌症的可能性就越大。根据结直肠癌筛查指南，FIT 筛查阳性者应在 3 个月内到医院行结肠镜检查。使用筛查登记数据库，可以通过筛查时间监控等待的持续时间，但这可能受临床工作、健康意识和文化因素的影响。

转诊系统中结肠镜检查的其他质量指标，包括肠道清洁状况、结肠镜到达深度和病理报告。筛查后阶段的基本指标详述如下：

（a）结肠镜检查率 = $\dfrac{结肠镜检查例数}{FIT 阳性例数}$

（b）盲肠到达率 = $\dfrac{结肠镜到达盲肠例数}{结肠镜检查总数}$

（c）腺瘤检出率 = $\dfrac{结肠镜发现腺瘤例数}{结肠镜检查总数}$

（d）恶性腺瘤检出率 = $\dfrac{结肠镜发现进展期腺瘤例数}{结肠镜检查总数}$

（e）结直肠癌检出率 = $\dfrac{结肠镜发现结直肠癌例数}{结肠镜检查总数}$

（2）评估进展期结直肠癌减少的早期指标：结直肠癌的早期发现是结直肠癌筛查的首要目标。结直肠癌从早期到晚期的分期（与未参加筛查的受试者进行比较）可作为筛查项目的短期或早期指标。首先，分期信息不仅仅从医院收集，也可从癌症登记数据库中获得。比较筛查项目实施前后的分期分布，或者比较不同方法检测出的结直肠癌分期分布（筛查

出的结直肠癌和通过症状诊断的结直肠癌，如第 2 章所述）是两种常用的方法（Zorzi 和
Fedeli，2015）。

（3）检测和结肠镜检查间隔期癌症：正如第 2 章关于间隔期癌症定义中提到的，在 FIT
阴性和下一次筛查之前诊断出有症状的结直肠癌被定义为 FIT 间隔期癌症，而在首次结肠
镜检查中未发现结直肠癌的受试者在下一次结肠镜检查之前被推荐的监测方案诊断为结直
肠癌即定义为结肠镜检查间隔期癌症（Sanduleanu et al.，2015）。它们通常是通过筛查登记
数据库与癌症登记数据库识别的。间隔期癌症可作为筛查性能的中期指标。在 FIT 筛查项
目中，可以通过定量检测粪便血红蛋白浓度（FHbC）来提高 FIT 的性能（Chen et al.，2013；
Yen et al.，2014）。可将人群分为不同的风险组，并根据不同的筛查间隔进行调整。FHbC 较
高的个体可被认为是高风险组，筛查间隔应较短，而 FHbC 较低的个体进行下一次 FIT 筛
查的间隔可以相对较长。对于那些 FHbC 极高者，发生结直肠癌的风险非常高，在进行下
一次筛查时应直接使用结肠镜检查而不是 FIT 检测。通过这种基于粪便检查的个性化筛查
策略，可以减少假阴性和假阳性数量（Chen et al.，2018）。根据既往的研究，即使在结肠
镜检查后，FHbC 检测也可在不同风险受试者中发挥重要作用。

6.3.3　筛查后阶段

（1）切除结直肠腺瘤性息肉后的监测：切除腺瘤后继续监测可防止遗漏或新近发生的肿
瘤导致的结直肠癌。切除腺瘤后应根据指南推荐的间隔时间进行监测（Hassan et al.，2013；
Gupta et al.，2020）。收集患者的基本资料、结肠镜检查结果、合并症、其他危险因素、筛
查间隔和监测结果，以监测程序的合理性和结肠镜检查间隔期癌症的相关危险因素。游离
血红蛋白浓度的分层也可以实现对腺瘤和进展期腺瘤的监测。

（2）结直肠癌筛查的有效性评估：结直肠癌筛查的长期结果主要基于结直肠癌死亡率
的降低（Lee et al.，2018），应进一步评估早期发现的进展期结直肠癌的长期预后。由于腺
瘤性息肉的切除，有望通过筛查降低结直肠癌的发病率。

（3）经济评估：在经济评估的背景下，成本-效益分析（CEA）、成本-效用分析（CUA）
和成本-收益分析（CBA）已被认为是循证医学的重要指标之一。综合数据库可收集关
于筛查或治疗过程中成本或医疗支出的数据，以及第 10 章中所述的关于进行经济评估的
筛查有效性的证据。

（4）结直肠癌个性化筛查评估：为了使以人群为基础的有组织服务筛查有效且改善成
本-效益，近年来建议使用根据人口统计学、遗传决定因素、环境风险因素和生物标志物等
特征将目标人群分为不同风险组的个性化筛查策略。近年来，强烈建议将 FIT 衍生出的游
离血红蛋白浓度作为个体化结直肠癌危险特征的良好预测指标。筛查策略（如筛查年龄、
筛查间隔及其他高级筛查工具）可以方便地应用于亚组。在制定结直肠癌个性化筛查策略
之前，最好收集与个人风险相关的所有健康信息。

支持以人群为基础的结直肠癌有组织服务筛查的健康信息系统可以帮助医疗专业人员
提高质量保障能力并评估筛查程序。这取决于筛查项目的基础设施、筛查数据的可用性和
全面性，以及对潜在偏倚进行调整的复杂而精确的数据分析。筛查过程包括三个阶段：筛

查前、筛查和筛查后阶段。从筛查前阶段开始，将各个数据库集成于一个数据库，有助于规划以人群为基础的有组织服务筛查。筛查阶段收集的关键指标包括筛查率、阳性率、转诊率、阳性预测率、检出率和间隔期癌变率。筛查后阶段收集的数据包括对腺瘤的监测、有效性和成本–效益评估，以及针对结直肠癌筛查的个性化策略。

建立以人群为基础的有组织服务筛查的健康信息系统，对于制定随机对照试验之外的循证筛查政策至关重要，并且有助于结直肠癌筛查个性化策略的制定。

（吴　边　马淑敏 译）

参 考 文 献

Chen LS，Yen AM，Fraser CG，et al，2013. Impact of faecal haemoglobin concentration on colorectal cancer mortality and all-cause death. BMJ Open，3（11）：e003740.

Chen SL，Hsu CY，Yen AM，et al，2018. Demand for colonoscopy in colorectal cancer screening using a quantitative fecal immunochemical test and age/sex-specifc thresholds for test positivity. Cancer Epidemiol Biomark Prev，27（6）：704-9.

Gupta S，Lieberman D，Anderson JC，et al，2020. Recommendations for follow-up after colonoscopy and polypectomy：a consensus update by the US multi-society task force on colorectal cancer. Gastroenterology，158（4）：1131-53.

Hassan C，Quintero E，Dumonceau JM，et al，2013. Post-polypectomy colonoscopy surveillance：European Society of Gastrointestinal Endoscopy（ESGE）guideline. Endoscopy，45（10）：842-51.

Jen HH，Hsu CY，Chen SL，et al，2018. Rolling-out screening volume affecting compliance rate and waiting time of FIT-based colonoscopy. J Clin Gastroenterol，52（9）：821-7.

Lee YC，Hsu CY，Chen SL，et al，2018. Effects of screening and universal healthcare on long-term colorectal cancer mortality. Int J Epidemiol，48：538.

Sanduleanu S，le Clercq CM，Dekker E，et al，2015. Defnition and taxonomy of interval colorectal cancers：a proposal for standardising nomenclature. Gut，64（8）：1257-67.

Yen AM，Chen SL，Chiu SY，et al，2014. A new insight into fecal hemoglobin concentration-dependent predictor for colorectal neoplasia. Int J Cancer，135（5）：1203-12.

Zorzi M，Fedeli U，2015. Early effect of screening programmes on incidence and mortality rates of colorectal cancer. Gut，64（6）：1007.

第7章
结直肠癌筛查项目的质量保障

Han-Mo Chiu

摘　要： 有组织筛查通过设定要达到的目标和使用在项目中收集的相关数据对关键指标进行持续监测来确保质量，这是其与机会性筛查的主要区别。筛查组织者经常对这些关键指标进行监测和评估，以确保筛查工作顺利进行。在有组织结直肠癌（CRC）筛查项目中，筛查试验的选择、诊断性检查的依从性、筛查试验的结果和诊断性检查的实施，都与有效预防 CRC 发生和降低 CRC 死亡率密切相关。虽然 CRC 发病率或死亡率是衡量筛查项目性能的最可靠指标，但通常需要长期观察才能得出结果。目前已经研发、验证并且证明了一些质量指标与重要结局（如 CRC 发病率或死亡率）相关，因此在此项目中实施质量保障机制是至关重要的。本章将对这些重要的质量指标进行介绍和讨论。

关键词： 结直肠癌；质量；间隔期癌症；腺瘤检出率；粪便免疫化学试验

7.1　概　　述

结直肠癌（CRC）筛查涉及多个步骤，从让人们去接受非侵入性筛查测试［大多数受试者接受愈创木脂粪便潜血试验（gFOBT）或粪便免疫化学试验（FIT）］，到将筛查阳性的受试者转诊至诊断性检查（结肠镜检查），为检测到的肿瘤患者提供治疗，并在治疗后定期进行风险分层监测，每个步骤都涉及一些质量控制问题，而且对 CRC 筛查项目质量的影响非常明显（图 7.1）。筛查质量差可能使得腺瘤和早期肿瘤无法检测到，导致癌症的发展或进展，而这些肿瘤只有在更晚期或有症状时才能诊断，需要更多的治疗费用，而且预后不良。CRC 筛查项目的质量保障是多方面的，包括 FIT 的质量、以腺瘤检出率（adenoma detection rate，ADR）为代表的结肠镜检查质量、盲肠到达率（CIR）、所检出肿瘤的完整切除率、结肠镜相关并发症发生率。只有确保每个步骤的质量，才能在整个筛查项目中实现更高的效率和成本−效益。

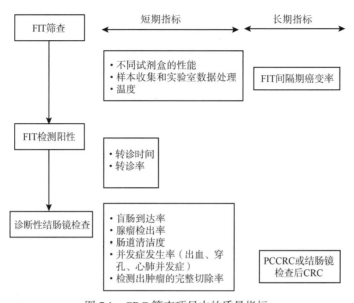

图 7.1　CRC 筛查项目中的质量指标

FIT. 粪便免疫化学试验；PCCRC. 结肠镜检查确诊的 CRC

相比机会性筛查项目，在有组织筛查项目中更容易实施质量保障措施，因为它是在特定的人群和环境中提供筛查服务，能够在复杂的筛查过程中更好地控制质量和保障安全，对筛查发现的病变及时进行后续管理，以及对某些质量保障干预措施后的结果进行评估。

来自加拿大的前期研究显示，如果息肉切除率或结肠镜检查的完成率较低，或者由非消化科医生进行结肠镜检查，结肠镜检查后的 CRC 风险更高，因为这些项目与较低的 ADR 和 CIR 相关（Singh et al.，2010a，b）。一些模拟研究也表明，如果结肠镜检查的筛查质量不够高（以非胃肠病医生实施结肠镜检查或 ADR 低的结肠镜检查为代表），那么早期发现的 CRC 数量较少，进展期 CRC 和 CRC 死亡较多，导致生存率降低，从而产生更多的治疗相关费用，以及较低的筛查成本–效益（Hassan et al.，2012b；Meester et al.，2015）（表 7.1）。

7.2　粪便免疫检测相关的质量问题

FIT 与 gFOBT 一样，能够筛选出罹患侵袭性癌症或进展期腺瘤可能性更高的受试者。越来越多的证据表明，FIT 优于 gFOBT，是目前世界上最普遍的初筛试验。一项比较 gFOBT 和 FIT 的随机对照试验的 meta 分析发现，FIT 检测到的 CRC 和进展期腺瘤的数量超过前者的 2 倍（RR = 2.28，95%CI 1.68～3.10）（Hassan et al.，2012a）。在对 gFOBT 和 FIT 进行比较的队列研究中，所有患者都进行了结肠镜检查，FIT 检测到的 CRC 和进展期腺瘤数量大约是 gFOBT 的 2 倍，而检测到一个进展期病灶所需的结肠镜检查次数更少（Brenner 和 Tao，2013；Park et al.，2010；Graser et al.，2009）。

表 7.1 各种主要的 CRC 筛查质量指标及其优缺点

指标	优点	缺点
人群水平		
CRC 死亡率和发病率	最有力的结局指标，直接反映筛查效果	• 需要 5～10 年的时间来观察 • 难以获得即时反馈 • 需要较大样本量才能计算 • 要求建立覆盖整个筛查人群的全面死亡或癌症登记
间隔期癌症（IC）发生率	• 项目敏感度的替代指标 • 定义： - FIT 检测 IC：在 FIT 检测阴性之后和下一轮 FIT 筛查之前出现症状和确诊的 CRC（Sanduleanu et al.，2015） - 结肠镜检查 IC：结肠镜检查后在建议的监测间期内出现症状并确诊的 CRC（Sanduleanu et al.，2015）	• 要求建立覆盖整个筛查人群的癌症登记 • 计算比较复杂 • 其大小可能因使用的试剂盒、筛查间隔或用于定义阳性的截断值不同而不同，因此很难设置基本阈值（FIT 检测 IC） • 难以核实，有时需要审查医疗记录（结肠镜检查 IC）
单位/个体水平		
结肠镜检查率（在 FIT 或 gFOBT 等筛查试验呈阳性后）	• 可能直接影响筛查效果（Rabeneck et al.，2010；Lee et al.，2017） • 易于计算 • 基本阈值：80%（Robertson et al.，2017）	• 无
腺瘤检出率	• 证实与 IC、进展期 CRC 或 CRC 死亡有关 • 可以通过病理学证实 • 人群水平比较简单明了 • 基本阈值： - 结肠镜检为基础的筛查：男性 30%，女性 20%（Rex et al.，2015） - FIT 为基础的筛查：30%～40%（Robertson et al.，2017；Jover et al.，2012；Bronzwaer et al.，2019）	• 基本阈值可能会因种族、人口结构（年龄、性别或风险因素如吸烟或肥胖）和环境的不同而有所不同（结肠镜筛查 比 FIT 筛查） • 对结肠镜监测的适用性和基准水平尚不清楚 • 可能与无蒂锯齿状腺瘤/息肉（SSA/P）的检测无关 • 存在"一刀切"现象（切除一个腺瘤，忽略其他并存的腺瘤）
CIR	• 证实与 PCCRC 或结肠镜检查 IC 有关 • 基本阈值：95%（Rex et al.，2015；Jover et al.，2012；Bronzwaer et al.，2019；Kaminski et al.，2017a）	• 依赖自我报告，没有客观的核查过程，因此可能存在误报情况 • 仍在讨论其定义
肠道清洁度	• 经过验证、易于使用的评分系统（如 BBPS） • 与肿瘤检出率密切相关（Harewood et al.，2003）	• 尚无研究证实与 CRC 发生率相关 • 或许能替代 ADR
结肠镜检查相关并发症发生率	• 与 CRC 筛查的安全问题有关 • 穿孔：<1/1000（Jover et al.，2012；Kaminski et al.，2017a） • 严重出血：<1/100	• 需要监控系统 • 定义可能不同（出血） • 可能存在误报情况

FIT 在检测 CRC 方面的单次测试敏感度并不理想，在 meta 分析中报道为 79%，因此 FIT 通常建议每隔 1 年或 2 年进行一次检测（Robertson et al.，2017；Lee et al.，2014）。第

5 章介绍了 FIT 试剂盒的性能，并对此进行了比较。

关于 FIT 检测有一些问题很重要，包括实验室前流程、实验室机构、分析方法和实验室后流程。每个步骤都与 FIT 的准确性相关，并且可能会影响筛查的结果。FIT 假阴性可能会导致在筛查间隔期出现有症状的 CRC（FIT 间隔期癌症），并影响筛查项目的效率。假阳性可能会导致对结肠镜检查的需求增加，从而增加成本并影响筛查效率。有研究比较了不同 FIT 试剂盒的性能，包括定性和定量试剂盒，发现它们在检测 CRC 和进展期腺瘤中的主要差异是高温下的稳定性和使用采样匙采集的粪便量（Park et al., 2012）。在一些项目中，同一项目使用了多个 FIT 试剂盒或混合的定性或定量 FIT 试剂盒，但没有定期评估其机制和比较其短期或长期表现。在中国台湾地区项目中，Chiang 等使用并比较了两种 FIT 试剂盒，并且证明使用这两种品牌的定量 FIT（即使在相同的血红蛋白浓度下）在 FIT 检测阴性后 2 年内发生 CRC（FIT 间隔期癌症）的风险也显著不同，这突显了在人群水平分析验证定量实验室结果可信度的重要性。在一项韩国 CRC 筛查项目的最新研究中，使用了定量和定性 FIT 检测，表明 FIT 定量组的间隔期癌症风险更高（aOR = 1.31，95%CI 1.12～1.52）。此外，在夏季接受 FIT 筛查的受试者中，间隔期癌症风险明显要高（aOR = 1.16，95%CI 1.07～1.27）（Cha et al.，2018）。

7.3 结肠镜检查相关的质量问题

结肠镜检查被认为是整个 CRC 筛查项目中最复杂的步骤，因为它需要在检查前限制饮食和进行肠道准备，而且检查本身是侵入性的，与并发症的风险相关。它是所有筛查试验的共同途径，被认为是无创筛查试验阳性（如 gFOBT、FIT 或血液标志物）后的诊断金标准。在筛查项目中，结肠镜检查在检测和治疗（无论是结肠镜息肉切除术还是转诊手术切除）肿瘤中起着关键作用。确保其质量对于最大限度地有效预防 CRC 至关重要。理论上，检查结果，如间隔期 CRC 或结肠镜检查确诊的 CRC（PCCRC）比例是反映结肠镜检查有效预防 CRC 的最可靠方法。但是，将其作为质量指标有很多缺点，包括需要长期观察才能得到结果（间隔期癌症或 PCCRC），不适合向个别肠镜检查医生或内镜检查单位提出及时反馈，而且它需要大量的项目和癌症病例才能获得精确的估计值，这也影响了其使用的可行性（Rutter et al., 2018）。此外，结肠镜检查的间隔期癌症或 PCCRC 比例也有很大差异（Robertson et al., 2014）。一些可能源于不同的研究设计，特别是数据来源、排除标准、研究人群（筛查设置：基于结肠镜或 FIT 筛查）及使用的计算方法，因此很难确定结肠镜检查间隔期癌症或 PCCRC 的基本阈值（Robertson et al., 2014）。然而，筛查组织者仍然应该监测项目内间隔期 CRC 的性质，以识别异常值，因为间隔期癌变率实际上反映了筛查项目的性能（项目敏感度），并且与结肠镜检查间隔期癌症或 PCCRC 相关的许多因素都是操作员或系统因素，可以通过质量保障干预措施加以改善。目前，国际专家小组对 PCCRC 和结肠镜检查间隔期癌症的定义已达成共识（Sanduleanu et al.，2015；Rutter et al.，2018）。

7.3.1　转诊时间（在 FIT 项目中）

FIT 检测阳性代表处于高危状态，与普通人群相比，FIT 检测阳性受试者患 CRC 的风险要高出 20～30 倍。根据中国台湾地区项目的数据，如果受试者在 FIT 检测阳性后不进行诊断性结肠镜检查，那么死于 CRC 的风险比那些符合要求的人高出 64%（Lee et al.，2017）。FIT 检测后的诊断性结肠镜检查率因国家或地区而异，荷兰为 82.8%，英国为 88.9%，日本为 68.1%，韩国为 46.6%，中国台湾地区为 80%（Lee et al.，2017；Lo et al.，2015；RIVM Dutch Colorectal Cancer Screening Program 2018；Rim et al.，2017）。在 FIT 筛查项目中，进行诊断性结肠镜检查存在几个障碍，据报道，医生的建议起着重要的作用。在英国国家医疗服务体系（NHS）肠道筛查项目和爱尔兰国家癌症筛查服务中，FOBT 阳性后的结肠镜检查率标准定为 85%。美国结直肠癌多学会工作组（USMSTF）建议 FIT 阳性者完成结肠镜检查率应为 80% 或更高（Robertson et al.，2017）。

及时进行结肠镜检查也很重要，因为等待时间的延长可能会增加进展期腺瘤向浸润性癌恶变的风险，或者增加早期 CRC 向进展期 CRC 进展的风险。美国的一项研究表明，如果从 FIT 检测阳性到结肠镜检查的时间是 10～12 个月，那么 CRC 和进展期 CRC 的风险明显较高，OR 分别为 1.48（95%CI 1.05～2.08）和 1.97（95%CI 1.14～3.42）。如果时间超过 12 个月，则 CRC 的 OR 为 2.25（95%CI 1.89～2.68），进展期 CRC 的 OR 为 3.22（95%CI 2.44～4.25）（Corley et al.，2017）。来自中国台湾地区的类似研究也显示，诊断性结肠镜检查每延迟 1 个月，CRC 的风险增加 1%，进展期 CRC 的风险增加 4%（Lee et al.，2019）。

7.3.2　肠道准备

充分的肠道准备是确保结肠镜检查安全、高效、全面的关键，因为它可以提高盲肠到达率和腺瘤检出率（Harewood et al.，2003；Bernstein et al.，2005；Jaruvongvanich et al.，2018）。研究表明，如果肠道准备不足，高危肿瘤可能会漏诊（Chokshi et al.，2012；Lebwohl et al.，2011）。为达到更好的肠道准备效果，基于大量的证据，主要指南推荐当日准备或分剂准备作为肠道准备的首选方式（ASGE Standards of Practice Committee，2015；Johnson et al.，2014；Hassan et al.，2019；Clark et al.，2014；Chiu et al.，2006；Radaelli et al.，2017；Bucci et al.，2014；Martel et al.，2015）。关于肠道准备方案，大多数指南建议将聚乙二醇电解质溶液（PEG-ELS）作为一线方案。其他方案，如口服硫酸盐溶液和匹可硫酸钠/柠檬酸镁也可用于肠道准备，其清洁效果与 PEG-ELS 相似（Regev et al.，1998；Manes et al.，2013）。磷酸钠溶液虽然有效且耐受性良好，但偶可引起磷酸盐肾病，因此不再推荐其作为结肠镜检查肠道准备的一线药物（Markowitz et al.，2005；Choi et al.，2014）。

肠道准备有多种评分系统，包括 Aronchick、Boston 和 Ottawa 肠道准备量表（Parmar et al.，2016）。其中，Boston 肠道准备量表（BBPS）是经过充分验证的量表，建议在临床使用。不同的项目使用了不同的量表，如英国、爱尔兰和中国台湾地区使用 Aronchick 量表，荷兰 CRC 筛查项目使用 Boston 量表（Rees et al.，2016；Bronzwaer et al.，2019）。在一些项目中也设定了肠道准备充足性的基本阈值（表 7.2）。

表 7.2 在不同项目中使用的肠道准备量表（Bronzwaer et al.，2019）

开展项目的国家或地区	基准阈值	范围
荷兰	至少 90%结肠镜检查的 BBPS 评分为 6 分或更高	BBPS
爱尔兰	肠道准备被描述为极好或充分度>90%	Aronchick 评分
中国台湾	准备充分度（极好、良好、一般）>90%	Aronchick 评分
英国	肠道准备具有充分的诊断质量，不需要重复或替代试验：>90%	Aronchick 评分

7.3.3 盲肠到达率或全结肠镜检查率

对整个结肠进行全面检查是结肠镜检查的基本目标，也是一个关键的性能指标。基于一些人群的研究表明，结肠镜检查的完整性与 PCCRC 或结肠镜检查间隔期癌症的风险有关（Hilsden et al.，2015）。Baxter 等进一步证明，不完整的结肠镜检查不仅与近端结肠发生癌症的风险较高有关，也和远端结肠有关。这并不难理解，因为结肠镜检查完成率较低的内镜医生不仅在插入内镜方面不够熟练，而且在检测肿瘤方面技能也较差。目前，盲肠检查一般由内镜医生或护理人员自行报告，缺乏正式的验证过程。尽管如此，主要的指南和筛查项目已将盲肠到达率标准设定为 90%或 95%，需将回结肠静脉（ICV）或阑尾口的照片证据存档，以证明完成结肠镜检查（Rex et al.，2015；Bronzwaer et al.，2019；Kaminski et al.，2017a；Australian Institute of Health and Welfare，2014）。

7.3.4 腺瘤检出率

腺瘤检出率（ADR）是指接受结肠镜检查的个体检出一个或多个腺瘤的比例。它被广泛用作结肠镜检查的基准质量指标。USMSTF 提出的 ADR 基本阈值是 30%（男性为 35%，女性为 25%），欧洲胃肠内镜学会（ESGE）提出的基本阈值为 25%（Rex et al.，2015；Kaminski et al.，2017a）。然而，FIT 筛查项目中的 ADR 理论上应该高于初筛结肠镜检查中的 ADR，因为 FIT 阳性受试者代表的是高危人群，患肿瘤的可能性更高。FIT 阳性受试者的真实腺瘤负担可能会因多种因素而异，如用于定义 FIT 阳性的阈值等，个别筛查项目可能需要使用本地数据来计算基本阈值（Hilsden et al.，2016）。最近一项亚太多国研究中对 2901 名接受初筛结肠镜检查的受试者和 2485 名因 FIT 阳性而接受诊断性结肠镜检查的受试者进行比较，结果显示 FIT 阳性受试者的 ADR（53.6%比 37.5%，OR = 1.93，$P<0.001$）和进展期 ADR（29.9%比 4.9%，OR = 8.2，$P<0.001$）都显著高于初筛结肠镜检查的对应值，这表明 FIT 阳性受试者的 ADR 基准阈值应该设定在更高的水平（Wong et al.，2019）。

一些队列研究表明，ADR 与结肠镜检查后 CRC 或结肠镜检查间隔期癌症的后续风险密切相关（表 7.3）。在波兰项目中 Kaminski 等（2017a）首次证明 ADR 与间隔期癌症的风险呈负相关。Baxter 等表明低 ADR 更有可能与近端 PCCRC 相关。Corley 等研究报道，ADR 不仅与 CRC 的发病率呈负相关，而且与进展期 CRC 风险和 CRC 死亡率呈负相关，ADR 每增加 1%，发生 CRC 的风险降低 3%，CRC 死亡率降低 5%。来自 Chiu 等基于 FIT 筛查项目的唯一报告表明，医院水平的 ADR 及盲肠到达率和基线结肠镜检查结果与基于 FIT 的筛查项目中的结肠镜检查间隔期癌症相关。

表 7.3　结肠镜检查后 ADR 与间隔期癌症的风险相关性

作者（年份）	研究人群	ADR 与间隔期癌症的风险相关性
Kaminski et al.（2010）	波兰国家 CRC 筛查项目，45 026 名受试者，186 名内镜医生	ADR： ≥0.20：参考值 0.15～0.199：HR = 10.94（1.37～87.01） 0.11～0.149：HR = 10.75（1.36～85.06） <0.11：HR = 12.50（1.51～103.43）
Baxter et al.（2011）	2000～2005 年,34 312 名确诊的 CRC 受试者，安大略癌症登记处	ADR：近端 CRC/远端 CRC <0.1：参考值 0.1～0.14：1.11（0.81～1.53）/0.99（0.73～1.35） 0.15～0.19：0.75（0.54～1.04）/0.78（0.57～1.06） 0.20～0.24：0.75（0.52～1.07）/0.82（0.58～1.16） 0.25～0.29：0.52（0.35～0.79）/0.87（0.61～1.24） >30：0.61（0.42～0.89）/0.79（0.54～1.14）
Cooper et al.（2012）	1994～2005 年，57 839 名接受结肠镜检查的 69 岁患者，SEER	息肉切除率： 0～0.24：参考值 0.24～0.33：OR = 0.84（0.76～0.93） 0.33～0.43：OR = 0.80（0.72～0.89） >0.43：OR = 0.70（0.63～0.78）
Corley et al.（2014）	1998～2010 年，北加州凯撒医疗集团（Kaiser Permanente）医院的 136 名内镜医生进行了 314 872 人次结肠镜检查	ADR： 0.0735～0.1905：参考值 0.1906～0.2385：HR = 0.93（0.70～1.23） 0.2386～0.2840：HR = 0.85（0.68～1.06） 0.2841～0.3350：HR = 0.70（0.54～0.91） 0.3351～0.5251：HR = 0.52（0.39～0.69）
Chiu et al.（2017）	2004～2009 年中国台湾地区 CRC 筛查项目中,29 969 名受试者在 FIT 阳性后接受了完整的结肠镜检查	ADR（医院水平） >0.3：参考值 0.30～0.15：HR = 1.57（0.94～2.61） <0.15：HR = 3.09（1.55～6.18）

　　ADR 的基准阈值在不同的项目中有所不同，因为它可能会受到人群中腺瘤患病率、项目中采用的初筛试验（FIT 或结肠镜检查）及性别和年龄等生物学因素的影响。传统上，ADR 的标准定义是在所有接受结肠镜检查者中至少有一个肿瘤病变者的比例。然而，它很容易被主观化，并且人们担心内镜医生可能会专注于发现腺瘤，一旦发现腺瘤，他们的注意力就会减弱，因为知道已经获得了 ADR，于是可能在检查中遗漏肿瘤（所谓的"一劳永逸"现象：在确定一个腺瘤性息肉后，内镜医生停止像以前一样仔细检查剩余的黏膜）。改良的 ADR 指标，如每次肠镜检出的腺瘤（APC）、每名阳性受试者检出的腺瘤（APP）、ADR-plus 可以被认为是替代的质量衡量指标。这在基于 FIT 的筛查中可能非常重要，因为 FIT 阳性与同步肿瘤和更多腺瘤的可能性高度相关，而"一劳永逸"的做法可能会明显增加结肠镜检查间隔期癌症的风险。其他类似的指标，如息肉切除率、近端 ADR、进展期腺

瘤检出率（AADR）或无锯齿状腺瘤/息肉检出率（SSADR）目前正在研究中（Aniwan et al.，2016；Ross et al.，2015；Wang et al.，2013；Gohel et al.，2014；Park et al.，2016；Greenspan et al.，2013）。

通过对内镜医生的教育干预，ADR 是可以改善的，据报道，维持高 ADR 或提高 ADR 水平与降低 PCCRC 或结肠镜检查间隔期癌症有关（Kaminski et al.，2017b）。

7.3.5 结肠镜检查相关并发症

在筛查项目中安全问题是一个重要考虑因素。CRC 筛查项目中最重要的并发症与结肠镜检查程序有关，包括结肠镜检查本身、相关操作（活组织检查或息肉切除术）和清醒镇静过程。结肠镜检查的不良事件很少见，但可能会危及生命。主要的指南中提到了监测结肠镜检查相关并发症的重要性，但其基本阈值很难设定，因为并发症发生率可能会因并发症的定义（穿孔或严重出血、直接或延迟并发症）和筛查人群的不同而不同。

穿孔是最严重的结肠镜检查相关并发症，可能是由插入过程中对结肠壁造成的直接机械损伤、结肠过度充气导致的结肠壁气压性损伤，或者是治疗过程（热活检或息肉切除术）造成的。报道的结肠镜穿孔率和出血率差别很大，结肠镜检查穿孔率从 0.07/1000 到 0.4/1000 不等，结肠镜检查后出血从 0.8/1000 到 2.4/1000 不等（Rex et al.，2015；Kaminski et al.，2017a；Reumkens et al.，2016）。ASGE 指南中定义筛查患者的穿孔率大于 1/1000，应进行内部或外部检查以确定插入范围或息肉切除术是否合适；ESGE 指南中对即时并发症发生率没有精确的基准阈值，而只是设定了最低标准 7 天再入院率≤0.5%（Rex et al.，2015）。一些筛查项目为结肠镜检查相关的并发症发生率设定了阈值，而在某些项目中，筛查组织者要求对严重并发症进行定期审核，在结肠镜检查报告中记录即时并发症，并定期召开发病率或死亡率会议，以评估发生并发症的原因并讨论避免并发症发生的方案（Bronzwaer et al.，2019）。

出血是结肠镜检查的另一个常见并发症。各种研究报道息肉切除术相关的出血率为 0.3%～6.1%。出血风险因息肉的大小和位置的不同而有差异，一些系列研究表明，位于右半结肠、＞2cm 的息肉出血率高达 10%（Reumkens et al.，2016；Parra-Blanco et al.，2000；Rosen et al.，1993）。出血的严重程度可能会有所不同，从自限性轻微出血到需要止血和需入院治疗的危及生命的出血，因此大出血通常被定义为血红蛋白水平下降 2g/dl 或更多，需要输血、止血（无论是内镜治疗还是放射治疗），延长住院时间（＞4 天）或手术（Gavin et al.，2013）（表 7.4）。大多数方案将标准设定为每 100 例息肉切除术中＜1 例。但是，该基本阈值可能会随着时间的推移而改变，因为结直肠腺瘤的内镜切除术变得越来越常见，这可能会增加息肉切除术相关出血的可能性，但另一方面，冷圈套息肉切除术的普及可能会降低这种风险。此外，FIT 增加了发现进展期或同期腺瘤的可能性，因此在 FIT 筛查项目中息肉切除术相关出血的风险可能更高，可能需要不同的标准。然而，在医院或项目层面，对大出血进行定期监测和审查是强制性的。

表 7.4　在英国 NHS 结直肠癌筛查项目中定义的结肠镜检查/息肉切除术后出血的等级

等级	定义
高级	· 手术 · 意外入院或延长住院>10 天 · 入住 ICU>1 天
中级	· 血红蛋白水平下降≥2g/dl · 输血 · 意外入院或延长住院时间 4~10 天 · 入住 ICU 1 天 · 介入治疗（内镜治疗/放射治疗）
低级	· 手术流产 · 计划外手术咨询 · 意外入院或住院时间延长 · 住院时间≤3 天

改编自 Rees et al.，2016。

由于大部分息肉切除术后出血是由热活检的深度热损伤或小息肉（<10mm）的热圈套息肉切除术引起的，尽管仍缺乏随机对照试验直接证据，但 ESGE 指南建议对<10mm 的顽固性息肉采用冷圈套息肉切除术，因为其在安全性方面具有优势（Ferlitsch et al.，2017）。

7.3.6　息肉切除术

随着内镜治疗技术的进步和普及，通过筛查发现的大多数腺瘤可以在内镜下切除。腺瘤的常规转诊手术可能使患者面临手术或全身麻醉相关并发症、延长住院时间和增加费用的风险。如果内镜医生没有信心在内镜下切除病变，那么他应该将患者转介给其他熟练的专家，而不是直接转介给外科医生。在美国指南中，建议在未进行内镜切除术或内镜无法接近的情况下，不要将<20mm 的黏膜有蒂息肉和无蒂息肉患者转诊至外科手术切除（Rex et al.，2015）。据估计，筛查发现的肿瘤未完全切除，是造成 25%的 PCCRC 或结肠镜检查间隔期癌症的原因（Robertson et al.，2014；le Clercq et al.，2014）。据报道，对于 5~20mm 的息肉，内镜医生的不完全切除比例为 6.5%~22.7%。但是，切除的完整性评估非常困难。为避免不完全切除，ESGE 指南不仅建议对 4mm 或更大的病变使用冷圈套息肉切除术，还建议对 1~3mm 的病变使用冷活检钳切除术（Kaminski et al.，2017a；Ferlitsch et al.，2017）。

7.3.7　结肠镜检查其他相关的质量问题

与结肠镜检查有关的其他一些质量问题也需注意。息肉检测率指息肉样本对于组织学评估的适用性，可能会影响患者的进一步管理（如是否需要手术干预或确定建议的监测间隔）。英国、澳大利亚和爱尔兰的项目都将息肉检测率的标准定为 90%（S K. Guidelines for Quality Assurance in Colorectal Screening，2017；Group. TNBCSPQW 2009）。舒适度在一些项目中也被列为结肠镜检查的质量指标，因为它可能会影响被筛查者将来的筛查依从性。在英国的项目中，所有的检测都要求使用改良 Gloucester 舒适度评分来评估舒适度。在爱尔兰项目中，设定的标准为 80% 的受试者 Gloucester 舒适度得分为 1 分或 2 分。结肠镜监测可能有助于发现既往被忽视的或新出现的肿瘤，并对偶发的 CRC 提供额外的保护，从而最大限度地提高筛查的有效性。适当的和基于证据的监测间隔期可以平衡益处（防止意外 CRC）和危害（并发症和费用）。在主要指南中，适当的息肉切除术后监测建议也被列为质量指标（Kaminski et al.，2017a）。在英国和爱尔兰的项目中，结肠镜检查的全程监测率也是一项质量指标，并且设定为 ≥85% 接受结肠镜检查的患者在预定日期的 3 个月内完成检查。

7.4 质量保障的重要基础设施

在 CRC 筛查项目中一些基础设施的质量保障是非常重要和必要的。首先，中央筛查数据库包含重要的相关筛查信息，如受邀筛查者的数量、运送和返回的 FTI 试剂盒数量、FIT 结果呈阳性的数量、FIT 结果呈阳性后接受结肠镜检查的受试者数量、在结肠镜检查中有明显赘生物的受试者数量、结肠镜检查后发生并发症的数量等。有了这样的数据库，筛查组织者便能够通过计算上述重要的质量指标监控并确保每个地区筛查项目的性能。其次，就结肠镜检查质量而言，标准化的结肠镜检查报告格式有助于收集重要的检查结果、输出有用的参数，并最终与有效的干预措施联系起来以提高质量。许多结肠镜检查质量关键性能指标已在人群水平得到良好的建立和验证，表明其对重要的临床结局（发病率或死亡率）和生活质量有影响。为了输出这些指标，需要统一的、经过精心设计的内镜报告系统，通过相关信息和内镜检查结果的结构化数据输入，进行系统且统一的数据登记。通过该系统，避免可能会导致错误的重复数据输入，并且有助于分析在结肠镜检查后发生并发症或随后发生间隔期癌症的根本原因。在荷兰项目中，从其国家筛查项目启动之初就实施了统一的结肠镜检查报告系统（van Doorn et al.，2014）。它不仅可以使内镜医生创建包括所有质量指标的完整的和标准化的报告，还可以促进对所有质量指标进行标准分析以确保质量，并在各个内镜医生、内镜检查单位和筛查项目级别进行基准测试。在中国台湾地区项目中，2015 年使用了下拉菜单式的标准化且结构化的报告格式。对 FIT 筛查项目进行结肠镜检查的所有单位都必须使用这种标准化格式，并将收集的数据上传到中央筛查数据库。筛查组织者通过绘制所有单位的性能并展示各个单位的位置输出结肠镜检查质量指标的分布（图7.2）。每个单位每年都会收到此"记录"反馈，并将其用于识别质量缺陷，从而实施特定的培训和教育项目以提高结肠镜检查的质量。最后，地区性或国家性癌症登记系统对于识别和监测间隔期癌症（FIT 间隔期癌症、PCCRC 或结肠镜检查间隔期癌症）是必不可少的。由于间隔期癌症的发生代表了筛查性能的缺陷，这可能有助于在个体水平进行根本原因分析。

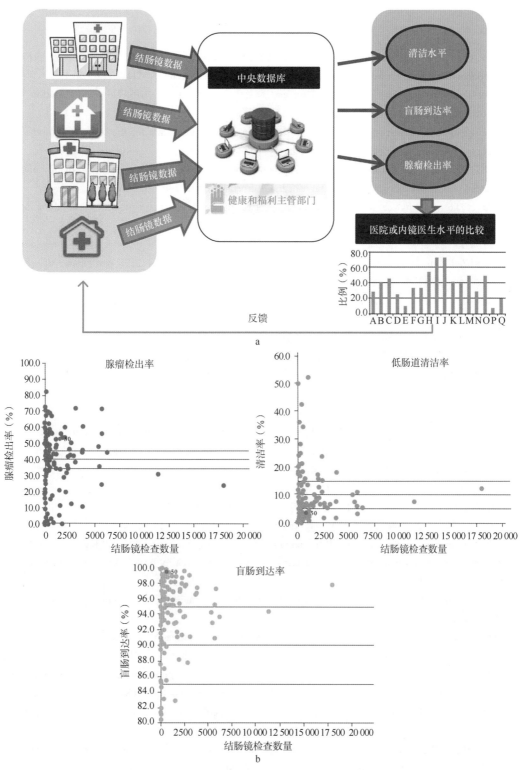

图 7.2　中国台湾地区 CRC 筛查项目中上传结肠镜检查结果并反馈给个体内镜单位的架构（a）；"记录"
显示所有单位结肠镜检查质量指标的分布及各单位所处的位置（b）

（许　宁　马淑敏　译）

参 考 文 献

Aniwan S, Orkoonsawat P, Viriyautsahakul V, et al, 2016. The secondary quality indicator to improve prediction of adenoma miss rate apart from adenoma detection rate. Am J Gastroenterol, 111: 723-9.

ASGE Standards of Practice Committee, Saltzman JR, Cash BD, et al, 2015. Bowel preparation before colonoscopy. Gastrointest Endosc, 81: 781-94.

Australian Institute of Health and Welfare, 2014. Key performance indicators for the National Bowel Cancer Screening Program: technical report. Cancer series no. 87. Cat. no. CAN 84. Canberra: AIHW.

Baxter NN, Sutradhar R, Forbes SS, et al. Analysis of administrative data finds endoscopist quality measures associated with postcolonoscopy colorectal cancer. Gastroenterology, 140: 65-72.

Bernstein C, Thorn M, Monsees K, et al, 2005. A prospective study of factors that determine cecal intubation time at colonoscopy. Gastrointest Endosc, 61: 72-5.

Brenner H, Tao S, 2013. Superior diagnostic performance of faecal immunochemical tests for haemoglobin in a head-to-head comparison with guaiac based faecal occult blood test among 2235 participants of screening colonoscopy. Eur J Cancer, 49: 3049-54.

Bronzwaer MES, Depla A, van Lelyveld N, et al, 2019. Quality assurance of colonoscopy within the Dutch national colorectal cancer screening program. Gastrointest Endosc, 89: 1-13.

Bucci C, Rotondano G, Hassan C, et al, 2014. Optimal bowel cleansing for colonoscopy: split the dose! A series of meta-analyses of controlled studies. Gastrointest Endosc, 80: 566-76.

Cha JM, Suh M, Kwak MS, et al, 2018. Risk of interval Cancer in fecal immunochemical test screening significantly higher during the summer months: results from the National Cancer Screening Program in Korea. Am J Gastroenterol, 113: 611-21.

Chiu HM, Lin JT, Wang HP, et al, 2006. The impact of colon preparation timing on colonoscopic detection of colorectal neoplasms—a prospective endoscopist-blinded randomized trial. Am J Gastroenterol, 101: 2719-25.

Choi NK, Lee J, Chang Y, et al, 2014. Acute renal failure following oral sodium phosphate bowel preparation: a nationwide case-crossover study. Endoscopy, 46: 465-70.

Chokshi RV, Hovis CE, Hollander T, et al, 2012. Prevalence of missed adenomas in patients with inadequate bowel preparation on screening colonoscopy. Gastrointest Endosc, 75: 1197-203.

Clark BT, Rustagi T, Laine L, 2014. What level of bowel prep quality requires early repeat colonoscopy: systematic review and meta-analysis of the impact of preparation quality on adenoma detection rate. Am J Gastroenterol, 109: 1714-23.

Corley DA, Jensen CD, Marks AR, et al, 2014. Adenoma detection rate and risk of colorectal cancer and death. N Engl J Med, 370: 1298-306.

Corley DA, Jensen CD, Quinn VP, et al, 2017. Association between time to colonoscopy after a positive fecal test result and risk of colorectal cancer and cancer stage at diagnosis. JAMA, 317: 1631-41.

Ferlitsch M, Moss A, Hassan C, et al, 2017. Colorectal polypectomy and endoscopic mucosal resection(EMR): European Society of Gastrointestinal Endoscopy (ESGE) clinical guideline. Endoscopy, 49: 270-97.

Gavin DR, Valori RM, Anderson JT, et al, 2013. The national colonoscopy audit: a nationwide assessment of the quality and safety of colonoscopy in the UK. Gut, 62: 242-9.

Gohel TD, Burke CA, Lankaala P, et al, 2014. Polypectomy rate: a surrogate for adenoma detection rate varies by colon segment, gender, and endoscopist. Clin Gastroenterol Hepatol, 12: 1137-42.

Graser A, Stieber P, Nagel D, et al, 2009. Comparison of CT colonography, colonoscopy, sigmoidoscopy and faecal occult blood tests for the detection of advanced adenoma in an average risk population. Gut, 58: 241-8.

Greenspan M, Rajan KB, Baig A, et al, 2013. Advanced adenoma detection rate is independent of nonadvanced adenoma detection rate. Am J Gastroenterol，108：1286-92.

Harewood GC，Sharma VK，de Garmo P，2003. Impact of colonoscopy preparation quality on detection of suspected colonic neoplasia. Gastrointest Endosc，58：76-9.

Hassan C，East J，Radaelli F，et al，2019. Bowel preparation for colonoscopy：European Society of Gastrointestinal Endoscopy（ESGE）guideline-update 2019. Endoscopy，51：775-94.

Hassan C，Giorgi Rossi P，Camilloni L，et al，2012a. Meta-analysis：adherence to colorectal cancer screening and the detection rate for advanced neoplasia，according to the type of screening test. Aliment Pharmacol Ther，36：929-40.

Hassan C，Rex DK，Zullo A，et al，2012b. Loss of efficacy and cost-effectiveness when screening colonoscopy is performed by nongastroenterologists. Cancer，118：4404-11.

Hilsden RJ，Bridges R，Dube C，et al，2016. Defining benchmarks for adenoma detection rate and adenomas per colonoscopy in patients undergoing colonoscopy due to a positive fecal immunochemical test. Am J Gastroenterol，111：1743-9.

Hilsden RJ，Dube C，Heitman SJ，et al，2015. The association of colonoscopy quality indicators with the detection of screen-relevant lesions，adverse events，and post-colonoscopy cancers in an asymptomatic Canadian colorectal cancer screening population. Gastrointest Endosc，82：887-94.

Jaruvongvanich V，Sempokuya T，Laoveeravat P，et al，2018. Risk factors associated with longer cecal intubation time：a systematic review and meta-analysis. Int J Color Dis，33：359-65.

Johnson DA，Barkun AN，Cohen LB，et al，2014. Optimizing adequacy of bowel cleansing for colonoscopy：recommendations from the US multi-society task force on colorectal cancer. Gastroenterology，147：903-24.

Jover R，Herraiz M，Alarcon O，et al，2012. Clinical practice guidelines：quality of colonoscopy in colorectal cancer screening. Endoscopy，44：444-51.

Kaminski MF，Regula J，Kraszewska E，et al，2010. Quality indicators for colonoscopy and the risk of interval cancer. N Engl J Med，362：1795-803.

Kaminski MF，Thomas-Gibson S，Bugajski M，et al，2017a. Performance measures for lower gastrointestinal endoscopy：a European Society of Gastrointestinal Endoscopy（ESGE）quality improvement initiative. Endoscopy，49：378-97.

Kaminski MF，Wieszczy P，Rupinski M，et al，2017b. Increased rate of adenoma detection associates with reduced risk of colorectal cancer and death. Gastroenterology，153：98-105.

le Clercq CM，Bouwens MW，Rondagh EJ，et al，2014. Post-colonoscopy colorectal cancers are preventable：a population-based study. Gut，63：957-63.

Lebwohl B，Kastrinos F，Glick M，et al，2011. The impact of suboptimal bowel preparation on adenoma miss rates and the factors associated with early repeat colonoscopy. Gastrointest Endosc，73：1207-14.

Lee JK，Liles EG，Bent S，et al，2014. Accuracy of fecal immunochemical tests for colorectal cancer：systematic review and meta-analysis. Ann Intern Med，160：171.

Lee YC，Fann JC，Chiang TH，et al，2019. Time to colonoscopy and risk of colorectal cancer in patients with positive results from fecal immunochemical tests. Clin Gastroenterol Hepatol，17：1332-40. e3

Lee YC，Li-Sheng Chen S，et al，2017. Association between colorectal cancer mortality and gradient fecal hemoglobin concentration in colonoscopy noncompliers. J Natl Cancer Inst，109：djw269.

Lo SH，Halloran S，Snowball J，et al，2015. Colorectal cancer screening uptake over three biennial invitation rounds in the English bowel cancer screening programme. Gut，64：282-91.

Manes G，Amato A，Arena M，et al，2013. Efficacy and acceptability of sodium picosulphate/magnesium citrate vs low-volume polyethylene glycol plus ascorbic acid for colon cleansing：a randomized controlled trial. Color Dis，15：1145-53.

Markowitz GS，Stokes MB，Radhakrishnan J，et al，2005. Acute phosphate nephropathy following oral sodium phosphate bowel purgative：an underrecognized cause of chronic renal failure. J Am Soc Nephrol，16：3389-96.

Martel M，Barkun AN，Menard C，et al，2015. Split-dose preparations are superior to day-before bowel cleansing regimens：a meta-analysis. Gastroenterology，149：79-88.

Meester RG，Doubeni CA，Lansdorp-Vogelaar I，et al，2015. Variation in adenoma detection rate and the lifetime benefits and cost of colorectal cancer screening：a microsimulation model. JAMA，313：2349-58.

Park DI，Ryu S，Kim YH，et al，2010. Comparison of guaiac-based and quantitative immunochemical fecal occult blood testing in a population at average risk undergoing colorectal cancer screening. Am J Gastroenterol，105：2017-25.

Park MJ，Choi KS，Lee YK，et al，2012. A comparison of qualitative and quantitative fecal immunochemical tests in the Korean national colorectal cancer screening program. Scand J Gastroenterol，47：461-6.

Park SK，Kim HY，Lee CK，et al，2016. Comparison of adenoma detection rate and adenoma per colonoscopy as a quality indicator of colonoscopy. Scand J Gastroenterol，51：886-90.

Parmar R，Martel M，Rostom A，et al，2016. Validated scales for colon cleansing：a systematic review. Am J Gastroenterol，111：197-204.

Parra-Blanco A，Kaminaga N，Kojima T，et al，2000. Colonoscopic polypectomy with cutting current：is it safe? Gastrointest Endosc，51：676-81.

Rabeneck L，Paszat LF，Saskin R，et al，2010. Association between colonoscopy rates and colorectal cancer mortality. Am J Gastroenterol，105：1627-32.

Radaelli F，Paggi S，Hassan C，et al，2017. Split-dose preparation for colonoscopy increases adenoma detection rate：a randomised controlled trial in an organised screening programme. Gut，66：270-7.

Rees CJ，Thomas Gibson S，Rutter MD，et al，2016. UK key performance indicators and quality assurance standards for colonoscopy. Gut，65：1923-9.

Regev A，Fraser G，Delpre G，et al，1998. Comparison of two bowel preparations for colonoscopy：sodium pico-sulphate with magnesium citrate versus sulphate-free polyethylene glycol lavage solution. Am J Gastroenterol，93：1478-82.

Reumkens A，Rondagh EJ，BakkerCM，et al，2016. Post-colonoscopy complications：a systematic review，time trends，and meta-analysis of population-based studies. Am J Gastroenterol，111：1092-101.

Rex DK，Schoenfeld PS，Cohen J，et al，2015. Quality indicators for colonoscopy. Gastrointest Endosc，81：31-53.

Rim JH，Youk T，Kang JG，et al，2017. Fecal occult blood test results of the National Colorectal Cancer Screening Program in South Korea（2006-2013）. Sci Rep，7：2804.

Robertson DJ，Lee JK，Boland CR，et al，2017. Recommendations on fecal immunochemical testing to screen for colorectal neoplasia：a consensus statement by the US multi-society task force on colorectal cancer. Gastroenterology，152：1217-37. e3

Robertson DJ，Lieberman DA，Winawer SJ，et al，2014. Colorectal cancers soon after colonoscopy：a pooled multicohort analysis. Gut，63：949-56.

Rosen L，Bub DS，Reed JF，et al，1993. Hemorrhage following colonoscopic polypectomy. Dis Colon Rectum，36：1126-31.

Ross WA，Thirumurthi S，Lynch PM，et al，2015. Detection rates of premalignant polyps during screening colonoscopy：time to revise quality standards? Gastrointest Endosc，81：567-74.

Rutter MD，Beintaris I，Valori R，et al，2018. World endoscopy organization consensus statements on post-colonoscopy and post-imaging colorectal cancer. Gastroenterology，155：909-25.

Sanduleanu S，le Clercq CM，Dekker E，et al，2015. Definition and taxonomy of interval colorectal cancers： a proposal for standardising nomenclature. Gut，64：1257-67.

Singh H，Nugent Z，Demers AA，et al，2010a. Rate and predictors of early/missed colorectal cancers after colonoscopy in Manitoba：a population-based study. Am J Gastroenterol，105：2588-96.

Singh H，Nugent Z，Mahmud SM，et al，2010b. Predictors of colorectal cancer after negative colonoscopy：a population-based study. Am J Gastroenterol，105：663-73.

van Doorn SC，van Vliet J，Fockens P，et al，2014. A novel colonoscopy reporting system enabling quality assurance. Endoscopy，46：181-7.

Wang HS，Pisegna J，Modi R，et al，2013. Adenoma detection rate is necessary but insufficient for distinguishing high versus low endoscopist performance. Gastrointest Endosc，77：71-8.

Wong JCT，Chiu HM，Kim HS，et al，2019. Adenoma detection rates in colonoscopies for positive fecal immuno chemical tests versus direct screening colonoscopies. Gastrointest Endosc，89：607-13.

第 8 章
基于人群的结直肠癌筛查短期评估的基础理论

Hsiao-Hsuan Jen，Szu-Min Peng，Shu-Lin Chuang，Chen-Yang Hsu

　　摘　要：筛查在发现早期结肠直肠癌（CRC）方面发挥着重要作用，有了可用的筛查工具，再加上适当的干预和治疗，就能达到降低结肠直肠癌死亡率的最终目标，因为在没有筛查的情况下，CRC 的演变具有渐进性。然而，筛查在降低死亡率方面的有效性在很大程度上取决于在临床前可检测阶段（PCDP）和临床阶段（CP）之间的早期或晚期哪一时间点进行干预，该时间点由处于 PCDP 的平均停留时间（MST）来估计。MST 是对发生在筛查间隔期肿瘤的质量控制进行短期评估的基本指标，代表基于人群的有组织服务筛查的长期有效性。

　　本章首先从与检测时间相关的 MST 方面介绍 CRC 的三种状态演化的基本筛查理论，并提出了评估 MST 的两种方法。英国的愈创木脂粪便潜血试验（gFOBT）筛查项目的随机对照试验阐明了第一种方法。第二种方法，即间隔期癌症占预期发病率的百分比，并经过 MST 调整后，再次进行了修正，以评估基于人群的有组织服务筛查项目的检测敏感度、阳性预测值和阴性预测值。在中国台湾地区的 CRC 筛查项目中，使用粪便免疫化学试验（FIT）筛查对第二种方法进行了说明。针对 MST 的合理筛查理论提出的方法论可用于对基于人群的有组织服务筛查进行短期评估，以监测服务筛查项目的质量，并显示出实现基于人群的 CRC 筛查长期获益的可能性。

　　关键词：平均停留时间；敏感度；阳性预测值；阴性预测值；结直肠癌筛查

　　尽管对基于人群的 CRC 有组织服务筛查有效性的评估至关重要，但科学的评估通常受以下四个因素的影响：①提供给整个目标人群的服务方案缺乏比较性质。②通过使用 CRC 死亡率和发病率的流行病学指标，肿瘤进展也使第 1 章中证明的筛查效果的评估复杂化，因为通过早期临床治疗和心理治疗，筛查的操作可能会中断疾病的自然史。③筛查工具的性能（敏感度和特异度）可能会影响筛查项目的有效性，而筛查项目的有效性与通过筛查活动识别患病对象的能力有关。④评估疗效的首要终点主要取决于 CRC 特异性死亡率，这通常意味着在长期随访中后续存在费用和时间相关的问题。

本章着重对使用间隔期癌症短期指标的基于人群的筛查项目进行评估。为了给基于人群的有组织服务筛查项目的短期评估提供理论上合理的框架，首先在 8.1 中介绍了与筛查管理和 CRC 进展时间相关的停留时间的作用。8.2 中提供了在 CRC 筛查背景中平均停留时间的估计值和说明。8.3 中考虑了 CRC 进展的时间维度，并在筛查项目中引入了工具敏感度和项目敏感度的概念。8.4 阐述了以间隔期癌症为中心的筛查项目的敏感度和特异度对疗效的影响。最后，将此基础筛查理论应用于以粪便免疫化学试验（FIT）为基础的中国台湾地区 CRC 筛查项目的短期评估。

8.1 在癌症筛查中观察到疾病进展和平均停留时间

在临床和基础研究方面的大量证据支持下，可通过使用三种状态的进展模型来描述CRC 的演变，包括无病状态、无症状的微疾病状态［也称为临床前可检测阶段（PCDP）］，以及具有 CRC 临床症状的宏观疾病状态［也称为临床阶段（CP）］。基于进展的性质，检测无症状的微疾病状态是有组织服务筛查项目的主要目标。嵌入由 Walter 和 Day（1983）提出的时间框架内，可以在 CRC 演变的背景下，通过干预筛查检测肿瘤病变，从而阐明这三种状态进展模型，如图 8.1 所示，构成评估 PCDP 持续时间的结构，这是短期评估的主要指标。

图 8.1 所示的时间框架源自如下所述的 CRC 进展过程。最初处于正常状态（无 CRC）的个体可能在 T1 期进入无症状的微疾病状态，对应于肿瘤生长的生物学发病时间点，即首次异常克隆。传统的筛查方法通常无法检测到 T1 期状态，如用于 CRC 筛查的 FIT。随着时间的推移，肿瘤将发展到 T2 期，从这时开始，现有的筛查工具能检测到癌症。如果在此期未进行筛查，则疾病将进一步发展为 T3 期，即出现临床症状的宏观疾病状态，与在微疾病状态下通过筛查发现的早期和无症状疾病相比，预后较差。筛查的目的是找出在 T3 期后发展为 CP 之前处于潜伏性癌症状态的病变（在 T1 和 T3 期之间，PCDP）。T2 和 T3 期之间的时间是 PCDP 的持续时间，代表受试者保持微疾病状态的时间，并且可以通过现有的筛查工具进行检测（PCDP）。

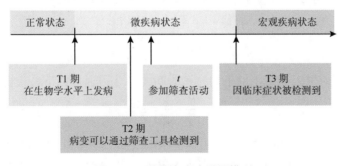

图 8.1 三种状态疾病进展模型

8.2 筛查项目的平均停留时间

停留在 PCDP 的时间即为停留时间，无症状状态下的平均停留时间（MST）不仅反映了筛查工具在早期发现方面的性能，而且对确定筛查间隔至关重要。下面介绍两种评价 CRC 筛查项目 MST 的方法。

8.2.1 筛查理论背景下的患病率概念

患病率的概念在图 8.2 中进行了详细说明。假设大小为 N 的总体由在流行病学筛查中检测到的 m 例 CRC 病例组成，这相当于采用以下方法估算的患病率（P）的横断面调查：

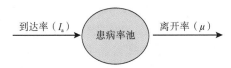

图 8.2 患病率池的概念考虑了到达率（临床前 CRC 的发生率）和离开率（临床前 CRC 的进展率）

$$P = \frac{m}{N} \tag{8.1}$$

在人口稳定的情况下（即流入 = 流出），在很短的时间间隔（t）内，有以下平衡方程（Δt）：

$$I_a \times (N-m) \times \Delta t = \mu \times m \times \Delta t$$

$$\frac{m}{N-m} = \frac{I_a}{\mu} \tag{8.2}$$

注意，图 8.2 所示的到达率（I_a）等于只能通过筛查检测得到的无症状 CRC 的发病率。那些无症状 CRC 的患者最终将进入有症状的阶段，并从无症状 CRC 的患病率池中脱离。因此，离开率（μ）等于筛查程序中嵌入的 CRC 演变背景下的进展率。

如果 $N \gg m$，$N-m \approx N$，则将式（8.2）简化如下：

$$P(\text{患病率}) = \frac{I_a}{\mu} \tag{8.3}$$

因此，无症状 CRC 状态下的平均持续时间（$\bar{D}$）可通过以下公式得出：

$$\frac{P}{I_a} = \frac{1}{\mu} = \bar{D} \tag{8.4}$$

考虑到人口的特征及在筛查项目中用于检测无症状病变的工具，该值可用于估计 CRC 的 MST。MST 用于表示 CRC 处于无症状 PCDP 平均停留时间。可以通过应用参数为 μ 的指数分布估计生存函数 $S(t)$，该函数描述无症状状态下停留的概率随时间的变化。

$$S(t) = e^{-\mu t} \tag{8.5}$$

8.2.2 英国 FOBT 筛查试验中采用的患病率池法

1981 年 2 月至 1991 年 1 月，英国 FOBT 筛查试验招募了居住在英国诺丁汉地区的 152 850 名 45～74 岁的人群。参与者被随机分配到 FOBT 筛查组（76 466 人）或非筛查组（对照，76 384 人）（Hardcastle et al.，1996）。根据截至 1995 年 6 月的参与者可用数据（中位随访 7.8 年），筛查组的 CRC 累积死亡率降低了 15%（OR = 0.85，95%CI 0.74～0.98）。

英国 FOBT 筛查试验将参与者随机分为 FOBT 筛查组（$n = 76\,466$）和对照组（$n = 76\,384$）。在筛查组中，有 44 838 名参与者完成了至少一项筛查（其中 104 名阳性者）。例如，可以从表格数据中得出临床前 CRC 患病率（P）和背景发病率（I_b）的估算值。值得注意的是，所有参与者的平均随访时间约为 7.8 年，筛查组和对照组分别为 597 944 人·年和 596 396 人·年（Hardcastle et al.，1996）。

初筛时的癌症发病率为 2.1/1000，高于预期的潜在发病率（对照组）1.44/1000（856/596 369）。随后筛查（平均第 2～5 轮筛查）的发病率为 1.4/1000，低于预期的潜在发病率。

根据上面列出的基本信息，可以通过以下方式得出患病率：

$$P = \frac{104}{44\,838} = 0.002\,32$$

对于 CRC 的预期发生率，有两种方法可以获取估计值：

其一，对照组的预期潜在发病率

$$\text{预期潜在发病率(对照组)} = \frac{856}{596\,369} = 0.001\,44$$

因此，P/I_b 可以通过以下公式评估：

$$\frac{P}{I_b} = \frac{0.002\,32}{0.001\,44} = 1.61$$

其二，后续筛查+间隔期癌症（其中 381 名阳性者）

$$\text{预期发病率} = \frac{381}{348\,925[= (44\,838 - 104) \times 7.8]} = 0.001\,09$$

在这个公式中

$$\frac{P}{I_b} = \frac{0.002\,32}{0.001\,09} = 2.13$$

指标 P/I_b 表示从临床前可检测阶段（PCDP）到临床阶段（CP）的 CRC 的 MST 为 1.62～2.13 年。

8.3 试验敏感度、项目敏感度和疾病自然史

作为质量指标，敏感度对于筛查项目至关重要，因为敏感度低表示在筛查时和筛查后到临床阶段会漏掉大部分有病变的受试者（间隔期癌症）。敏感度低或间隔期癌症比例高的

筛查项目，降低死亡率的效果将受到影响。

　　用传统方法估计敏感度是基于间隔期病例法，即筛查与筛查加间隔期癌症的比例。尽管此方法看似简单，但此公式的逻辑并不完善，因为忽略了早期检测的时间因素。下面显示了为什么这种方法不适用于评估筛查的敏感度（假设如图 8.3 所示在 t_1 进行筛查）。敏感度（Sen）通常定义如下：

$$\text{Sen} = \frac{a}{a+c} \tag{8.6}$$

基于表 8.1 中的表示法。

　　遵循关于评估试验准确性的常规定义，可以通过以下公式得出特异度（Spe）、阳性预测值（PPV）和阴性预测值（NPV）：

$$\text{Sen} = P(T| | D|) = \frac{a}{a+c}$$

$$\text{Spe} = P(T- | D-) = \frac{d}{b+d}$$

$$\text{PPV} = P(D+ | D+) = \frac{a}{a+b}$$

$$\text{NPV} = P(D- | T+) = \frac{d}{c+d} \tag{8.7}$$

　　但是，在基于人群的筛查中，频率 c 和 d 均不可用，因为筛查结果为阴性的人不会进一步进行确诊，所以无法确切了解疾病的真实状况。

　　为了解决该问题，在筛查后的短时间间隔内，将临床上出现的病例数作为估计值 c^*。通常将时间限制设定为筛查癌症后的 1 年。敏感度估算为

$$\text{Sen} = \frac{a}{a+c^*} \tag{8.8}$$

其中，a 是筛查检测到的癌症数量，c^* 是假阴性病例的数量（Day，1985）。

　　因此，可以使用以下公式通过间隔期癌症的发病率与预期发病率的比值（I_i/E）得出敏感度：

$$\text{Sen} = 1 - \frac{I_i}{E} \tag{8.9}$$

其中，I_i 是参加筛查计划的人群中间隔期癌症的发病率，E 是人群的预期发病率。理想情况下，预期发病率可以从针对随机对照试验的被动筛查人群（对照组）中得出。对于服务性筛查项目，E 的选择应代表参加筛查项目人群的潜在发病率。

表 8.1　利用真实疾病状态的测试（筛查）结果频率推导测量误差[*]

	无癌真实疾病状态（PCDP）		共计
筛查（＋）	a	b	$a+b=n_1$
筛查（－）	c	d	$c+d=n_0$
共计	$a+c$	$b+d$	$a+b+c+d=N$

[*] c 和 d 在以人群为基础的筛查中不可用。

8.4　筛查项目的敏感度和特异度

8.4.1　评估筛查项目的敏感度

尽管式（8.8）中的表达式包含对假阴性病例的估算，但逻辑是错误的，因为 c^* 还包括 PCDP 癌症，这些癌症在筛查后进入 PCDP。因此，使用式（8.9）估算敏感度时，应假设所有间隔期病例都来自假阴性病例。但是，在考虑从 PCDP 到 CP 的时间范围时，应考虑三种类型的癌症。如图 8.3 所示，筛查阴性后发生的 CRC 将由假阴性病例（"案例 1" 和 "案例 3"）及在筛查试验后进入 PCDP 的病例组成（"案例 2"），PCDP 的持续时间短于 t_2-t_0。基于式（8.8）的敏感度估计忽略了停留时间大于 t_2-t_0 的假阴性情况（"案例 1"），并包括 "案例 2"。这三类病例的生物学特征概述如下：

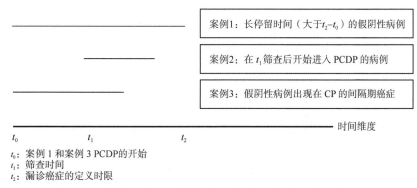

t_0：案例 1 和案例 3 PCDP 的开始
t_1：筛查时间
t_2：漏诊癌症的定义时限

图 8.3　在一段时间内使用间隔期癌症估计假阴性率与疾病进展的关系

案例 1：在 t_1 时为假阴性病例，但未发现是间隔期癌症。该病例在 t_1 筛查时漏诊，但一直保持症状直至 t_2。停留在 PCDP 的时间大于 t_2-t_0。

案例 2：观察到新发的快速进展性癌症为间隔期癌症。这种情况下，在筛查（t_1）之后进入 PCDP，并在 t_2 之前将其显示为 CP。从 PCDP 到 CP 的时间短于 t_2-t_1。

案例 3：在 t_1 时为假阴性病例，并被观察为间隔期癌症。该病例在 t_1 筛查时为 PCDP，但未发现。PCDP 长于 t_1-t_0，但短于 t_2-t_0。

传统的比例关联法在计算 c^* 时要考虑案例 2 和案例 3。将案例 2（PCDP 较短时的快速进展）包括在内，可能会导致高估 c^*；而排除案例 1（PCDP 长时的缓慢进展），可能会低估 c^*。因此，此方法可能与低估或高估测试敏感度的风险相关。偏倚估计与停留时间（PCDP）的分布有关。

对此方法的一种改进是仅将在 t_2-t_1 时间段出现的肿瘤作为 c^*，专家小组或独立放射科医生在审查筛查性 X 线片时将其归类为漏诊。原则上，这消除了筛查后进入 PCDP 的肿瘤，但它没有捕获那些在筛查时遗漏但在 t_2 之后进入 CP 的肿瘤。它还具有一个主观因素可能不被普遍接受。例如，如果筛查放射科医生遗漏了肿瘤，专家小组或独立放射科医生也可能遗漏。上面指出的论点表明，与筛查有关的项目敏感度在很大程度上取决于停留时间和筛查间隔。如果疾病的停留时间较长且筛查间隔短，则敏感度较高。因此，Day 提出了一种在未筛查的情况下，基于停留时间分布和预期发病率的敏感度估算方法。

8.4.2　间隔期癌症的数学公式

为了解决这个问题，有必要通过考虑所有三种情况的停留时间调整 PCDP 的变化（Day，1985）。当将 $F(t)$ 定义为停留时间的概率分布函数，将 I 定义为 CRC 的发病率，将 S 定义为筛查测试的敏感度时，可以通过以下方法得出观察到的间隔期癌症的数量：

$$E \times (1-S) \times \int_0^T [1-F(t)]dt \tag{8.10}$$

以上为案例 1 和案例 3，

$$E \times \int_0^T F(t)dt \tag{8.11}$$

以上为案例 2。

在接下来的时间 T 中，观察到的间隔期癌症发病率（I_i）是上述病例的总和除以 T 并作如下改写：

$$I_i = E \times (1-S) \times \frac{1}{T}\int_0^T [1-F(t)]dt + E \times \frac{1}{T}\int_0^T F(t)dt = E - E \times S + E \times S \times \frac{1}{T}\int_0^T F(t)dt \tag{8.12}$$

因此，如 1985 年 Day 提出的那样，可以通过下式给出调整分母中停留时间分布的测试敏感度：

$$S = \frac{1 - I_i / E}{1 - \frac{1}{T}\int_0^T F(t)dt} \tag{8.13}$$

假设停留时间的概率分布为指数分布，则上述公式可简化为

$$S = \frac{1 - I_i / E}{1 - \frac{1}{T}\int_0^T (1-e^{-\lambda t})dt} = \frac{\lambda \times T \times (E - I_i)}{E \times (1 - e^{-\lambda t})} \tag{8.14}$$

按照上面描述的时间动态概念，筛查项目的特异度可以被估算为

$$\frac{d^*}{b + d^*} \tag{8.15}$$

其中，$d^* = n_0 - c^*$。

8.4.3　阳性和阴性预测值

阳性预测值（PPV）是指在那些有潜在疾病的人群中，筛查后结果呈阳性的受试者比例。在筛查理论中，它是一个指标，用于估计在未筛查的情况下，筛查发现的肿瘤出现在临床病例中的比例。预测值由三个估计值确定：试验特异度、PCDP 患病率和试验敏感度。较低的 PPV 提示较低的特异度或较低的患病率。当纳入时间维度时，预测值的估算将同时受停留时间和试验敏感度的影响。过度检测的病例可能会提示很长的停留时间。当采用间隔期病例方法时，敏感度的估计会受到影响。

PPV（阳性预测值）是结直肠癌筛查阳性检出率的一种特定衡量指标。值得注意的是，它与用于确认恶性肿瘤的活检的预测值不同。它估计的是在大规模筛查中发现的肿瘤比例，如果不进行大规模筛查，这些肿瘤会被诊断为有症状的临床病例。在这种情况下，PPV 被定义为首次筛查时的真阳性比例，但可能存在一定程度的过度诊断情况。因此，从诊断学方法而言，作为某一事件的结局预测方法，PPV 同样存在一定的缺陷（Duffy et al.,1996）。

通常采用两步法计算：①假设均具有 100% 的敏感度和特异度来估计 MST；②计算敏感度和 PPV。

$$PPV = \frac{EP(= E \times S \times MST)}{P} \tag{8.16}$$

式中，PPV 为阳性预测值；E 为未筛查情况下的预期发病率；S 为敏感度；EP 为预期的癌症患病率；P 为第一次筛查时的患病率。

同样，可以通过以下方法估算筛查项目中的阴性预测值（NPV）：

$$NPV = \frac{1 - EP}{1 - P} \tag{8.17}$$

8.5　中国台湾地区对基于粪便免疫化学试验的结直肠癌基本筛查理论

8.5.1　不同截断值的粪便免疫化学试验的敏感度

尽管基隆社区综合筛查（KCIS）项目将 FIT 的阳性结果定义为 100ng Hb/ml 缓冲液（相当于 20μg Hb/g 粪便），但先前的研究证实了 f-Hb 浓度与结直肠肿瘤发生率之间的生物学梯度（Chen et al., 2007）。2007 年，Chen 等的原始文献在图 8.1 中显示了对 FIT 值和确定 CRC 进行这种定量评估的研究设计。在流行病学筛查中 f-Hb 浓度被分为几个生物梯度。将 f-Hb ≥ 100ng Hb/ml 缓冲液的患者定义为阳性，然后通过结肠镜检查确诊以转诊，或者通过在随访期间拒绝接受确诊的阳性受试者与地区性癌症登记机构的联系确定。对于 FIT 值低于 100ng Hb/ml 者，还可利用地区性癌症登记系统以类似的方式确定 CRC 病例。

表 8.2 显示了一系列有关敏感度、假阳性和给定阳性结果（OAPR）的比例。表 8.2 还显示了使用 KCIS 得出的 f-Hb 从 30ng Hb/ml 到 190ng Hb/ml 缓冲液的截断值。ROC 曲线下面积（AUROC）为 87%（95%CI 81%～93%）。在 100ng Hb/ml 缓冲液中观察到最佳截断值，其检测 CRC 的敏感度、假阳性率和 OAPR 的比例分别为 81.5%（95%CI 70.2%～89.2%）、5.7%（95%CI 5.4%～6.0%）和 1.24（1.19～1.32）（表 8.2）。AUROC 显示 89%（95%CI 80%～98%；Chen et al., 2007）的女性阈值为 110ng Hb/ml 缓冲液，相应的 87%（95%CI 80%～95%）的男性阈值为 100ng Hb/ml 缓冲液。AUROC 的 95%CI 重叠结果表明，临界值的选择不会随性别变化而变化（Chen et al., 2007）。

表 8.2　FIT 值不同截断值的敏感度和假阳性率

截断值（ng Hb/ml 缓冲液）	敏感度[%（95% CI）]	假阳性率[%（95% CI）]
30	84.6（73.7～91.5）	22.9（22.4～23.4）
50	81.5（70.2～89.2）	12.9（12.5～13.4）
70	81.5（70.2～89.2）	8.5（8.2～8.9）
90	81.5（70.2～89.2）	6.4（6.1～6.8）
100	81.5（70.2～89.2）	5.7（5.4～6.0）
110	80.0（68.5～88.0）	5.2（4.9～5.5）
130	72.3（60.3～81.8）	4.3（4.1～4.6）
150	69.2（57.1～79.2）	3.8（3.5～4.0）
170	64.6（52.3～75.2）	3.3（3.1～3.5）
190	64.6（52.3～75.2）	3.0（2.8～3.2）

8.5.2　KCIS 中 CRC 筛查的 FIT 敏感度

尽管大多数中危国家的 CRC 发病率一直在增加，但是否进行大规模筛查仍需在成本与收益之间进行权衡。为此，拟采用涵盖 FIT 的多重疾病筛查方法。在基隆市的多重疾病筛查项目中，2000～2002 年每年为 26 008 名参与筛查者提供 FIT。

采用发病率比例法，2000～2002 年，KCIS 计划的总体敏感度为 70%（1%～30%，表 8.3）。三个年龄组的敏感度分别为 50～59 岁 81%、60～69 岁 80%、70～79 岁 62%。

表 8.3　筛查漏诊的 CRC 发病率，占 CRC 总发病率的比例（基隆计划）

加入时年龄（岁）	间隔期癌症	人·年	间隔期癌症发病率（I_i, %）[a]	预期发病率（E, %）[a]	I_i/E（%）	敏感度（1–I_i/E, %）
总计	11	28 282.71	38.89	130.93	30	70
50～59	1	10 807.27	9.25	48.14	19	81
60～69	3	10 642.00	28.19	138.44	20	80
70～79	7	6833.44	102.44	273.16	38	62

修改自 Kuo-Ching Yang et al., Colorectal cancer screening with faecal occult blood test within a multiple disease screening programme：an experience from Keelung, Taiwan. J Med Screen. 2006；13 Suppl 1：S8-13。

a 每 10 万人·年。

8.5.3　中国台湾地区结直肠癌筛查项目的敏感度

在此筛查项目中，2004～2009 年邀请了 956 005 名 50～69 岁的台湾地区居民，其中 78%（$n = 747\,076$）用 FIT1 OC-Sensor 试验（日本东京 Eiken Chemical Co）进行筛查，其余 22%（$n = 208\,929$）用 FIT2 HM-Jack 试验（日本东京 Kyowa Medex Co Ltd.）进行筛查。标准化报告单位系统给出了 20μg Hb/g 粪便截断值，以确定阳性结果。Chiang 等基于中国台湾地区 CRC 筛查项目评估了两种筛查工具的性能。

表 8.4 总结了两种类型的 FIT 检测（FIT1 和 FIT2）关于间隔期癌症数量和发病率及试验敏感度的基本结果。这里还尝试了两种方法，包括发病率比例法和限定停留时间的试验敏感度法。就 FIT1 而言，结直肠癌从 PCDP 进展到 CP 的 MST 为 3 年左右（相当于每年 0.327）。考虑到自上次阴性筛查以来对出现临床症状的假阴性病例进行了 1 年的随访，间隔期癌症发病率估计为 30.7/10^5 人·年。假设未筛查的预期发病率为 96.6/10^5 人·年，经停留时间调整后的检测敏感度估计为 80%（表 8.4）。以类似的方式，在 MST 和预期发病率相同的情况下，基于 40.6/10^5 人·年的间隔期癌症发病率，FIT2 的相应检测敏感度为 68%。

表 8.4　两种定量粪便免疫化学试验关于间隔期癌症数量、发病率及试验敏感度的比较

	风险（人·年）	间隔期癌症数量	间隔期癌症发病率[%（未筛查的预期发病率）]a	比例发病率	1–比例发病率[%（95% CI）]	试验敏感度[%（95%CI）]
FIT1						
50～59 岁	936 177	182	19.4（62.9）	0.31	69（64～75）	81（74～88）
60～69 岁	564 452	278	49.3（152.6）	0.32	68（63～72）	80（74～85）
总计	1 500 629	460	30.7（96.6）	0.32	68（65～72）	80（76～84）
FIT 2						
50～59 岁	196 885	55	27.9（62.9）	0.44	56（47～66）	65（55～78）
60～69 岁	118 536	73	61.6（152.6）	0.40	60（52～69）	71（61～82）
总计	315 421	128	40.6（96.6）	0.42	58（52～65）	68（61～76）

修改自 Tsung-Hsien Chiang, et al., Difference in Performance of Fecal Immunochemical Tests With the Same Hemoglobin Cutoff Concentration in a Nationwide Colorectal Cancer Screening Program. Gastroenterology 2014；147：1317-1326。

a 每 10 万人·年风险。

从理论上讲，筛查在 CRC 早期检测中起着至关重要的作用，可导致 CRC 死亡率降低。但是，筛查在降低死亡率方面的有效性取决于在 PCDP 和 CP 之间何时介入。因此，用于估计 PCDP 的 MST 筛查理论至关重要。MST 是一项基本评估指标，用于短期评估减少间隔期癌症（在两次筛查之间诊断出的癌症）的质量控制情况，是基于人群的有组织服务筛查的长期有效性的代表。

基本筛查理论首先介绍了基于 CRC 的三种状态演化（相对于筛查时间，用 MST 表示）。有两种估算 MST 的方法。英国流行的 gGOBT 筛查程序的随机对照试验说明了第一种简单的患病率池法，以证明其有效性。第二种方法（Day 提出）根据间隔期癌症占预期发病率的百分比（调整 MST）重新检查和修改，以评估应用于基于人群的有组织服务筛查试验的敏感度及其阳性预测值和阴性预测值的衍生指标，并且以基于 FIT 的中国台湾地区 CRC 筛查项目为例对"Day 法"进行了说明。建议的 MST 筛查方法与合理的筛查理论相结合，为以人群为基础的有组织服务筛查的短期有效性提供了非常有力的证据。这也为评估基于人群的有组织服务筛查项目提供了三个有利条件，同时也为等待 CRC 死亡率的结果提供了条件。该方法的优点在于可以解决没有对照组的问题，无须长期随访，并为评估基于人群的有组织服务筛查项目的长期有效性提供依据，这将在第 9 章进行阐述。

（李晓刚　刘晓婷 译）

参 考 文 献

Chen LS，Liao CS，Chang SH，et al，2007. Cost-effectiveness analysis for determining optimal cut-off of immunochemical fecal occult blood test for population-based colorectal cancer screening（KCIS 16）. J Med Screening，14（4）：191-9.

Day NE，1985. Estimating the sensitivity of a screening test. J Epidemiol Community Health，39（4）：364-6.

Duffy SW，Chen THH，Tabar L，et al，1996. Sojourn time，sensitivity，and positive predictive value of mammography screening of breast cancer in women aged under 50. Int J Epidemiol，25：1139-45.

Hardcastle JD，Chamberlain JO，Robinson MH，et al，1996. Randomised controlled trial of faecal-occult-blood screening for colorectal cancer. Lancet，348（9040）：1472-7.

Walter SD，Day NE，1983. Estimation of the duration of a preclinical disease state using screening data. Am J Epidemiol，118（6）：865-86.

第 9 章

随机对照试验外评估基于人群的结直肠癌筛查方法：
一种数学建模方法

Amy Ming-Fang Yen，Hsiu-Hsi Chen

　　摘　要：和粪便潜血试验一样，虽然已经证实随机对照试验（RCT）对结直肠癌（CRC）群体筛查的有效性，但在基于人群的有组织服务筛查项目中是否能观察到类似的有效性，还受到多种因素和复杂的疾病状态影响。用数学建模方法阐明多状态 CRC 的自然史可以提供一个机会，以测试基于人群的有组织服务筛查项目中所涉及的各种情况。本章首先提出了与传统分析方法不同的建模方法的理论基础和特点，然后回顾了文献中用于阐明疾病自然史和评估 CRC 筛查方案的一系列随机模型，这些模型包括传统的同质性 Markov 模型、非同质性 Markov 模型和部分 Markov 模型。此外，还展示了如何将由潜在的随机过程模拟的疾病自然史应用于不同的场景，包括用于阐明腺瘤癌变途径病程的病例队列抽样设计、降低恶变有效性的评估和基于人群的筛查项目的有效性、决策分析和卫生经济决策模型。数学建模是评估基于人群的有组织服务筛查的一系列附属问题的有效替代方法，不需要随机对照试验研究或需比较的复杂准实验研究。

　　关键词：疾病自然史；效能评估；Markov 模型；筛查策略

9.1　随机对照试验外评估基于人群的结直肠癌筛查项目的理论基础

　　近年来，基于以下四个原因，以人群为基础的针对 CRC 的有组织服务筛查越来越受到关注，特别是在亚洲地区。首先，西方国家的一系列 RCT 已证明筛查在降低死亡率和可能的发病率方面的有效性（Mandel et al.，1993；Hardcastle et al.，1996；Kronborg et al.，1996）。其次，在过去的 20 年中，公共卫生领域面临着 CRC 发病率呈增长趋势的挑战。再次，在卫生主管部门的支持下每个地区卫生决策者均旨在发现早期癌症，以改善 CRC 患者的生存率。最后，随着与 CRC 相关的新的医学技术及治疗方法的出现，如何将其应用于早期发现癌症的临床监测以改善 CRC 的预后值得研究。

尽管在统计学上，早期研究显示针对 CRC 筛查的 RCT 能显著降低死亡率，但这些发现可能无法推广到其他具有类似特征但以服务筛查项目为主的国家。此外，这些 RCT 或许能告诉人们接受筛查是否行得通，但可能无法阐明为什么及如何行之有效，特别是将其应用于基于人群的有组织服务筛查项目时。针对 CRC 的基于人群的筛查项目的有效性在很大程度上取决于一系列因素。这些因素分为两部分：第一部分包括基本的筛查特征（如筛查出勤率、结肠镜检查转诊率和结肠镜检查质量）、当前疾病自然史及筛查工具的性能；第二部分涉及浸润性癌前病变的临床监测和早期检测出的癌症的治疗方式。前者在确定筛查策略方面起着至关重要的作用，如开始筛查的年龄和停止筛查的年龄、筛查间隔及筛查工具的选择；后者在筛查出的 CRC 预后中起着至关重要的作用。应注意的是，评估这些服务筛查项目有效性的方法与评估 RCT 的方法不同。

评估有组织服务筛查项目很容易受到混杂因素、选择偏倚及筛查和确定结果时错误分类的影响。尽管在有组织服务筛查项目中，针对评估降低死亡率的有效性的一些研究显示了如何对某些偏倚进行调整，如志愿者参与有组织服务筛查后的自我选择，但基于人群的服务筛查项目有效性的影响因素是多种多样的，并且疾病过程也包括多步骤的进展，因此在更复杂的统计模型（如多状态随机模型）基础上，对有组织服务筛查的有效性进行系统评估至关重要。

9.2 用于评估的设计、数据和常规分析

如前所述，使用 RCT 评估群体筛查的有效性可能与采用准实验设计评估基于人群的有组织服务筛查项目的获益不同，因为相关因素或参数无法通过一个质量保障程序进行适当的规范和控制。

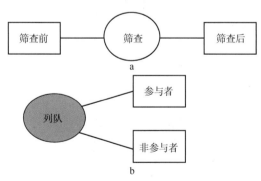

图 9.1 基于人群的服务筛查程序的两种准实验设计：一组前后测设计（a）和仅后测非等效设计（b）

图 9.1 阐明了两种准实验设计，即一组前后测设计和仅后测非等效设计。用于评估癌症筛查项目的一组前后测设计比较了主要结局，如筛查前期间（筛查前）与筛查后期间（筛查后）整个符合条件的人群死亡率。比较两组之间癌症患者的生存率或死亡率，确认每个时期的癌症病例和相关的后续死亡人数。第二种设计被称为仅后测非等效设计，它采用了一个同期未筛查小组，该小组由受邀参与筛查但拒绝参与者组成（非暴露组）。

9.2.1 数据源的评估

为了对 CRC 进行基于人群的服务筛查评估，理想的做法是充分利用全面代表与 CRC

相关的潜在发病率和死亡率的注册表数据。四个特定的注册表系统及其应用概述如下。

（1）人群登记表：用于计算受邀和不受邀人群的人·年数，以进一步计算筛查覆盖率和出勤率。

（2）群体筛查登记表：可以从群体筛查登记表中获得由普通筛查和后续筛查组成的个性化筛查历史记录，以及在每一轮筛查中确定的单个筛查检出病例。

（3）癌症登记表：通过将筛查的队列与癌症登记系统联系起来，可以得知有关间隔期癌症和非参与者的癌症个人资料。

（4）死亡登记表：关于日期和死因的个人资料可用于确定受邀者和未受邀者群体中与 CRC 相关的死亡率。

9.2.2　筛查方案的计算机辅助评估系统

Chen 等（2010）开发了一个图形界面系统，即基于人群的多功能服务筛查计算机辅助评估系统（CASE-PASS），具有下拉菜单式的 SAS/AF 软件，且在 SAS 平台上运行。该系统是上述两个实验设计的基础，一个是仅后测非等效设计，另一个是前后测设计。该系统包括三项主要分析：累积死亡率分析、前期调整的生存分析和自我选择偏倚调整。

尽管需要有关诊断年份、死亡年份、诊断年龄、因特定癌症死亡及暴露于筛查前的数据，但如果筛查历史记录中的个人数据不可用，则汇总数据足以作为人·年数的统计基准。

9.3　一种评估结直肠癌筛查的模型方法

评估基于人群的服务筛查项目除了用常规方法外，还可用另一种模型方法来评估其有效性。主要理念是在未进行筛查的情况下，应用数学模型对疾病自然史进行量化，然后评估如何控制各种筛查策略和方式以改变疾病自然史。

尽管基于人群的 RCT 已经证明 CRC 筛查的有效性，在欧洲和美国采用 2 年一次的愈创木脂粪便潜血试验使死亡率降低了 15%～33%，进一步证明了上述观点（Hardcastle et al., 1996; Kronborg et al., 1996; Mandel et al., 1993），但不推荐将其直接应用于 CRC 发病率较低和中等的国家或地区，以及直接应用于采用不同筛查方式的情况，如初次乙状结肠镜检查和结肠镜检查。对每一种新情况再进行一次 RCT 也是不切实际的。然而，观察性研究如病例对照研究，经常因其潜在的偏倚而受到批评。确定合理的比较组（对照组）是获得合理评估筛查效果的关键。

使用这种模型方法的优势也可能超越使用 RCT 的优势，尤其在 RCT 程序过多而无法获得足够的统计性能时。对疾病自然史进行建模还可以提供测试各种筛查策略的机会，包括不同的筛查间隔、不同的开始和终止筛查的年龄及不同的检测方式（包括多种检测方式）。

本部分回顾了一系列用于阐明疾病自然史并评估文献中 CRC 筛查项目的随机模型。这些模型涵盖了传统的同质性 Markov 模型、非同质性 Markov 模型和部分 Markov 模型。表 9.1 显示了文献中为评估 CRC 筛查项目而开发的一系列随机模型。

表 9.1 利用多状态 Markov 模型对结直肠癌自然史进行建模的文献

作者（年份）	研究	Markov 模型	无 CRC→ PCDP CRC	无 CRC→ 微小腺瘤	微小腺瘤→ 小腺瘤	小腺瘤→ 大腺瘤	大腺瘤→ PCDP AB	大腺瘤→ CRC	PCDP→ CP CRC	PCDP AB→ PCDP CD	PCDP AB→ CP AB	PCDP AB→ CP CD	敏感度（%）
Chen et al.（1999）	TAMCAS，高风险组筛查	三态 Markov 模型	0.004						0.3513				94.98
Wong et al.（2004）	TAMCAS，高风险组筛查	五态非同质性 Markov 模型	韦布尔分布（1.45 ×10^{-5}, 2.2824）							0.2955	0.2095	0.5216	78.74
Yang et al.（2006）	基于社区的项目	八态 Markov 模型		0.0013	0.0696	0.1854	0.1772			0.3079	0.2455	0.9241	
Chen et al.（2003）	病例队列研究	五态 Markov 模型		0.0031	0.038	0.13		0.19					
Chiu et al.（2011）	来自 RCT 的 meta 分析	五态 Markov 模型 0.001 48								0.28	0.22	0.72	

注：AB. Dukes A 分期和 B 分期；CD. Dukes C 分期和 D 分期；CP. 临床阶段；CRC. 结直肠癌；PCDP. 临床前可检测阶段；RCT. 随机对照试验；TAMCAS. 台湾地区多中心癌症筛查。

9.3.1　同质性 Markov 模型的 CRC 多状态处理

目前已经提出了将疾病过程划分为三个阶段[CRC、临床前可检测阶段（PCDP）和临床阶段（CP）]的三态 Markov 模型，以量化当前癌症的自然史。由于疾病具有多种状态的特性，Markov 模型可以评估这些潜在的转化过程，如基于不同检测模式的数据从 PCDP 到 CP 的转化，包括筛查时无病（无 CRC→无 CRC）、筛查到癌症（无 CRC→PCDP）和间隔期癌症（无 CRC→CP）。此外，同时评估临床前癌症的发病率和平均停留时间（MST，根据 Markov 性质从 PCDP 到 CP 的转化率的反转）可以用来研究两种不同转化率之间的依赖性。

在中国台湾地区多中心癌症筛查（TAMCAS）项目中，Chen 等在针对高危人群的 CRC 多中心筛查程序中，将 Markov 模型应用于选择性筛查程序。经分析临床前发病率估计为 4/1000[95%CI（2.9～5.0）/1000]，并伴有 2.85（95%CI 2.14～4.30）年的 MST。研究者还将敏感度纳入其模型中，评估结肠镜检查与粪便潜血试验或双重对比剂钡灌肠相结合的高风险组的敏感度为 94.98%（95%CI 24.36%～99.91%）。

通过 PCDP 和 CP 的临床分期阐明疾病的自然史能够评估筛查获益的可能性。由于 Dukes 分期在 CRC 的预后中起着重要作用，Wong 等（2004）采用适于 TAMCAS 的五态 Markov 模型（无 CRC、PCDP Dukes 分期 AB、PCDP Dukes 分期 CD、CP Dukes 分期 AB 和 CP Dukes 分期 CD）对 Dukes 分期 CRC 的进展速度进行评估。研究发现，与从 PCDP Dukes 分期 AB 到 PCDP Dukes 分期 CD 的转化率相比，从 CP Dukes 分期 AB 到 CP Dukes 分期 CD 的相对转化率（RTR）为 1.41（= 0.2955/0.2095）。RTR 大于 1 的结果表明，CRC 的早期检测在减少从 PCDP Dukes 分期 AB 到 PCDP Dukes 分期 CD 的转化（相比减少从 PCDP Dukes 分期 AB 到 CP Dukes 分期 AB 的转化）中起着更重要的作用。这一发现进一步表明，针对这一高危人群进行结肠镜选择性筛查对于减少进展期 CRC（Dukes 分期 CD）非常重要，这进而可以降低 CRC 死亡率。该指标还与 RCT 的有效性一致。Hardcastle 等（1996）和 Kronborg 等（1996）的研究显示，在英国诺丁汉和丹麦菲英岛（Funen）的两个大型人群 RCT 中，2 年一次的 gFOBT 可使 CRC 死亡率降低 15%～18%。Chiu 等（2011）利用这两项试验筛查结果的公开数据，发现 RTR 为 1.27（= 0.28/0.22）。

就降低 CRC 的发病率而言，早期发现腺瘤的重要性不可忽略。Yang 等将腺瘤分期的三个状态（微小腺瘤、小腺瘤和大腺瘤）扩展到先前的五态 Markov 模型中而形成八态 Markov 模型，并将其应用于中国台湾基隆社区综合筛查（KCIS）项目中基于社区的 FIT 筛查程序中。该一般风险人群中小腺瘤的发病率为 1.3/1000[95%CI（1.0～1.6）/1000]。研究人员成功地估算了从微小腺瘤到小腺瘤、从小腺瘤到大腺瘤，以及从大腺瘤到临床前腺瘤的转化率，分别为 0.0696（95%CI 0.0498～0.0895）、0.1854（95%CI 0.1163～0.2545）和 0.1772（95%CI 0.1099～0.2444）。

9.3.2　非同质随机过程

Wu 等（2004）开发了一种利用非同质性 Markov 模型对多状态疾病进展进行建模的计算机算法。形式最简单的 Markov 模型是假设时间均匀转化，即随着时间的推移，转化率是恒定的。然而，这个模型总是偏离生物学现象，因为从无病到 PCDP 的恒定转化率是认为临床前癌症的发病率并不随着年龄增长而变化。Wu 等提供了一种灵活的方法来指定时间同质性或非同质性 Markov 模型（如韦布尔分布和对数逻辑斯谛分布）。Wong 等（2004）对临床前 CRC 的发病率估计遵循韦布尔分布，其比例参数为 1.45/100 000，形状参数为 2.2824，这表明随着年龄的增长，发病率呈上升趋势。

除了临床前 CRC 发病率是年龄依赖性的，还要考虑停留时间也可能是时间依赖性的。半 Markov 模型是处理时间非同质性多态过程的另一种方法。Castelli 等（2007）使用这种方法来模拟接受根治性切除术 CRC 患者的随访情况。多状态过程涉及三个阶段：①无复发生存；②有复发生存；③死亡。研究人员对①→②、①→③和②→③的时间变化很关注。尽管可以考虑其他分布（如伽马分布或对数正态分布），但使用韦布尔分布后每个转化的停留时间阐明了构建的半 Markov 模型。

9.3.3 个体之间的异质性

除了非同质性转化率问题外，转化率可能也会有所不同。例如，年龄和性别的人口统计学特征及临床相关性可能会影响转化率。Hsieh 等（2002）提出了一个非同质性指数回归 Markov 模型来解决这个问题。研究人员使用指数回归模型对个体之间随机过程的不同特征进行建模。多状态转化模型中相关协变量的考虑对于探索癌症的自然史具有重要意义。这也可以适应个性化筛查的发展。

当同时考虑时间和个体化异质性时，回归方法也可以与半 Markov 模型一起使用。Castelli 等（2007）将患者的个体特征作为协变量纳入每个转化的回归模型中，以考虑协变量对每个转化的影响。

9.4 对基于人群的结直肠癌筛查次要问题的若干应用

本部分将说明如何将由潜在随机过程模拟的当前疾病自然史应用于与一系列次要问题相关的不同场景，包括用于阐明腺瘤癌变病程的病例队列抽样设计（以评估减少恶性转化的有效性和基于人群的筛查方案的有效性）、决策分析及其与卫生经济决策模型的应用。

9.4.1 多状态病程的病例队列设计

多状态模型不仅可以应用于基于人群的筛查项目中的整个队列，还可以应用于从基于医院的数据或队列中检索到的一小部分样本。Chen 等（2003）运用病例队列研究中的数据评估了腺瘤和新发癌的自然史。在该研究中，研究者从三组正常、息肉和 CRC 患者中随机抽取样本。应用贝叶斯转换为医疗中心接受结肠镜检查的整个队列构建多状态 Markov 模型的全似然度（Chen et al., 2004）。

此方法为阐明支持多状态疾病进展提供了一种有效的方法。此外，利用这种贝叶斯转换进行参数评估的稳定集合使研究者能够解释一个参数，该参数直接控制着从无 CRC 到浸润性 CRC 的转化，即所谓的新生癌变。基于这一评估结果，其中小腺瘤发病率为 0.0021，新发 CRC 发病率为 0.000 95，研究者成功地量化了约 32%的 CRC 病例是由新发序列引起的。

9.4.2　减少恶性转化的有效性

从进展期腺瘤到浸润性 CRC 转化的估计自然史可以用作观察到的癌前病变转化的比较指标，以评估减少恶性转化的疗效。在 Chen 等（2003）的医院系列研究中，考虑到自然史，息肉切除后每年从腺瘤发展到癌变的恶性转化率为 73%。有趣的是，考虑到从头途径，息肉切除术的有效性（88%）更高。

Cafferty 等（2009）使用确定性模型，根据美国国家息肉研究中随访结肠镜检查的数据及从已公布的数据得出的从腺瘤到浸润性癌的进展率，来评估腺瘤的复发率。据估计，在美国国家息肉研究队列中 CRC 发病率下降了 97%～99%，这主要是由内镜监测导致的。

9.4.3　各种筛查制度下基于人群的筛查方案的有效性

对当前疾病自然史的阐明使人们能够以一种直接的方式来评估两次筛查的间隔对死亡率的影响。Chen 等针对高危受试者进行结肠镜检查结合 FOBT 或双重对比剂钡灌肠的选择性筛查方案中，每年一次、每 2 年一次和每 3 年一次筛查方案的结直肠癌死亡率估计分别降低 26%（95%CI 0～50%）、23%（95%CI 0～48%）和 21%（95%CI 0～47%）。然而，这种估计是保守的，因为没有考虑到早期发现腺瘤的益处。

Yang 等研究发现，每年一次、每 2 年一次和每 3 年一次的筛查方案，可使 CRC 死亡率分别降低 23%（3%～40%）、15%（0～33%）和 11%（0～29%）。该发现考虑了治疗腺瘤的益处。值得注意的是，Yang 等在这项工作中，筛查方式为 FIT，程序敏感度约为 70%，低于 TAMCAS，后者结肠镜检查联合 FOBT 的敏感度约为 95%。

9.4.4　基于人群的 CRC 筛查决策分析

了解疾病的自然史有助于进行决策分析，以评估基于人群筛查的有效性。在设计和实施基于大规模人群的随机对照试验之前，决策分析可以计算样本量和统计能力。例如，Chiu 等（2011）使用基于两个 RCT 疾病进展参数的决策分析模型计算所需的样本量，分别为 86 150 和 65 592，分别作为死亡率的主要终点和进展期癌症发病率的替代终点，在 45～74 岁目标人群中，CRC 发病率为 0.002 的国家，gFOBT 筛查率为 70%，结肠镜检查转诊率为 90%。

9.4.5　卫生经济决策模型

对基于人群的筛查项目进行经济评估对政策制定至关重要，但这是一个复杂且多变量问题。如果不使用建模方法对疾病的多状态过程进行全面评估，就无法进行成本-效益分析，从而根据不同的筛查策略，如筛查间隔、筛查的起始和终止年龄，以及在可获得定量值时用于结肠镜检查的 FIT 截断值，来评估每个步骤中累积的疾病后果和成本。Chen 等（2007）采用来自 Yang 等的 KCIS 中 CRC 估计自然史，并通过成本–效益分析确定 FIT 的最佳截断值。在他们的分析中，筛查项目无论是否有截断值，都比不筛查占优势，即成本更低，效益更高。但是，最佳截断值是 110ng Hb/ml（OC-Sensor μ iFOBT 试剂盒）被确定为具有最低增量成本–效益比。

9.4.6　多种筛查模型的评估

鉴于许多癌症早期检测的新技术，多种检测模式在机会性筛查和基于人群筛查中的应用日益受到关注。例如，在结直肠癌筛查中，已证明基于 FOBT 和内镜的筛查方式在降低结直肠癌死亡率方面是有效的。人们可以使用随机过程来证明每种筛查工具可以检测到无症状肿瘤的最早时间。通过将疾病筛查的临床前可检测阶段（PCDP）划分为不同的时期，这些发现可用于模拟疾病的自然史（图 9.2）。所提出的方法可以灵活地应用于不同场合，用于癌症早期诊断的多种筛查试验，并且无须考虑试验是否能够早期发现肿瘤。

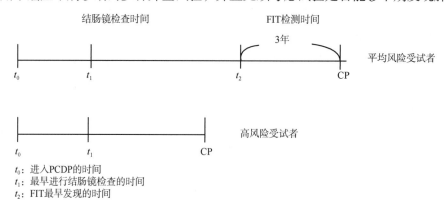

t_0：进入PCDP的时间
t_1：最早进行结肠镜检查的时间
t_2：FIT最早发现的时间

图 9.2　针对具有不同风险水平目标人群的多种筛查方式的分段停留时间

数学建模是一种有效的替代方法，可通过 RCT 研究或需要比较的复杂准实验研究来评估基于人群的有组织服务筛查的一系列次要问题。总之，针对疾病自然史的多状态 Markov 模型可以提示疾病进展速度，并在不进行干预的情况下预测可能的疾病负担。当 RCT 不可行时，这种方法为评估治疗效果创造了机会。

（阚　宇　刘晓婷 译）

参 考 文 献

Cafferty FH, Sasieni PD, Duffy SW, 2009. A deterministic model for estimating the reduction in colorectal cancer incidence due to endoscopic surveillance. Stat Methods Med Res，18：163-82.

Castelli C, Combescure C, Foucher Y, et al, 2007. Cost-effectiveness analysis in colorectal cancer using a semi-Markov model. Stat Med，26：5557-71.

Chen CD, Yen MF, Wang WM, et al, 2003. A case-cohort study for the disease natural history of adenoma-carcinoma and *de novo* carcinoma and surveillance of colon and rectum after polypectomy: implication for efficacy of colonoscopy. Brit J Cancer, 88: 1866-73.

Chen LS, Liao CS, Chang SH, et al, 2007. Cost-effectiveness analysis for determining optimal cut-off of immunochemical fecal occult blood test for population-based colorectal cancer screening (KCIS 16). J Med Screening, 14 (4): 191-9.

Chen LS, Yen AM, Duffy SW, et al, 2010. Computer-aided system of evaluation for population-based all-in-one service screening (CASE-PASS): from study design to outcome analysis with bias adjustment. Ann Epidemiol, 20 (10): 786-96.

Chen THH, Yen MF, Shiu MN, et al, 2004. Stochastic model for non-standard case-cohort design. Stat Med, 23: 633-47.

Chiu SY, Malila N, Yen AM, et al, 2011. Analytical decision model for sample size and effectiveness projections for use in planning a population-based randomised controlled trial of colorectal cancer screening. J Eval Clin Pract, 17: 123-9.

Hardcastle JD, Chamberlain JO, Robinson MH, et al, 1996. Randomised controlled trial of faecal-occult-blood screening for colorectal cancer. Lancet, 348: 1472-7.

Hsieh HJ, Chen THH, Chang SH, 2002. Assessing chronic disease progression using non-homogenous exponential regression Markov models. Stat Med, 21: 3369-82.

Kronborg O, Fenger C, Olsen J, et al, 1996. Randomised study of screening for colorectal cancer with faecal-occult-blood test. Lancet, 348: 1467-71.

Mandel JS, Bond JH, Church TR, et al, 1993. Reducing mortality from colorectal cancer by screening for fecal occult blood. Minnesota Colon Cancer Control Study. N Engl J Med, 328: 1365-71.

Wong JM, Yen MF, Lai MS, et al, 2004. Progression rates of colorectal cancer by Dukes' stage in a high-risk group: analysis of selective colorectal cancer screening. Cancer J, 10: 160-9.

Wu HM, Yen MF, Chen THH, 2004. SAS macro program for non-homogeneous Markov process in modeling multistate disease progression. Comput Methods Prog Biomed, 75: 95-105.

第 10 章
结直肠癌筛查的成本–效益分析

Jean Ching-Yuan Fann, Abbie Ting-Yu Lin, Rene Wei-Jung Chang, Hsiu-Hsi Chen

摘　要： 虽然粪便潜血试验（FOBT）在人群中筛查结直肠癌（CRC）的有效性已经在一些随机对照试验中得到了证明，但用概率方法进行成本–效益分析的结果几乎没有被研究过。本章首先提出了基于人群的结直肠癌筛查的经济评估框架，然后回顾了各种筛查方法的文献报道结果；还展示了一个案例研究，通过分析 Markov 决策模型评估不同的筛查策略，特别是自 2000 年以来在中国台湾地区实施的粪便免疫化学试验（FIT），用概率方法进行成本–效益分析以评估每年一次、每 2 年一次和每 3 年一次筛查频率的适合度，而非不进行筛查。研究发现，与每年一次的愈创木脂 FOBT（gFOBT）间隔相比，每 2 年一次的 FIT 可以节省筛查成本，如果 20 000 人有筛查费用的支付意愿（WTP），那么筛查的成本–效益可高达 80%。用概率方法进行成本–效益分析在循证医学人群筛查政策中起着至关重要的作用。

关键词： 经济评估；粪便免疫化学试验；愈创木脂粪便潜血试验；筛查间隔；筛查

10.1　基于人群的癌症筛查的经济评估

从经济学的角度看，基于人群的筛查有利有弊：其最大优点是能够通过早期发现减少很大比例的结直肠癌死亡，并有可能通过切除进展期腺瘤降低结直肠癌的发病率。然而，筛查所产生的收益要低于筛查开始时的成本。筛查组和未筛查组相比较，这一方面在确定成本时更为关键，特别是当结直肠肿瘤有很长的自然史时。忽略两组间带有时间标记的疾病自然史中反映的这种时间偏好，可能导致成本–效益/效用分析和成本–收益分析的结果出现偏倚。

10.1.1　影响结直肠癌筛查有效性的因素

结直肠癌筛查的有效性在很大程度上取决于一系列因素，包括第 9 章中提到的易感人群的自然史、筛查方式、筛查参与率、异常结果转诊的依从率、提供的治疗、诊断后的累积生存率等。疾病的自然史在早期发现无症状结直肠癌中起着重要的作用，如第 9 章中提到的无症状阶段持续的时间越长，疾病可能被发现得越早。与未筛查的癌症相比，筛查后早期发现的癌症可以导致诊断日期提前（即所谓的提前时间）；反过来，如果在可治愈的时间点之前获得提前时间，则可以延长生存期。与筛查有效性相关的第二个因素是筛查参与率。显然，降低死亡率的高效率取决于较高的参与率。值得注意的是，低参与率不仅会导致有效率降低，而且还会在未筛查的情况下导致后期巨大的治疗成本。转诊的依从率对筛查的效果也有很大影响，一个典型的例子是，通过 FOBT 或 FIT 对基于人群的结直肠癌进行筛查，如果 FOBT 或 FIT 阳性的筛查者对提供的结肠镜检查依从率很差，则结直肠癌筛查的有效性会降低。早期发现相关的累积生存率对筛查的有效性也至关重要。累积生存率受几个特征影响，包括治疗组成和治疗方式，疾病的自然史可能因种族而异。筛查参与率和转诊率等也因国家或地区而异。筛查或治疗费用的规模或前景受到消费者物价指数、医疗咨询利用率和经济规模的影响，这些因素在不同国家或地区也有所不同。

10.1.2　基于人群的有组织服务筛查的成本考虑

基于人群的筛查所产生的费用非常复杂，因为最初的人力、设备和消耗品方面的投资都会导致筛查开始阶段的成本巨大。人们希望通过筛查减少进展期疾病，从而减少与治疗费用有关的支出。此外，经济分析中的成本概念不仅意味着真实的支出，还包括所有其他用途价值的机会成本支出。

根据 Weinstein 和 Finberg（1980）的观点：生产商品或服务所涉及的成本用生产成本表示。生产成本可以分解为三个部分：直接成本、间接成本和诱导成本。直接成本包括材料、设备和人工（专业或非专业）费用。间接成本是指与健康和医疗服务有关的所有检查项目的费用，包括空间和行政服务。诱导成本是服务筛查产生的成本的象征，如果没有筛查，这些成本就不会产生。这些费用包括与假阳性病例相关的成本，以及与因服务筛查而生命延长的筛查者继续治疗所增加的相关成本。间接成本与生产力损失和货币价值的成本有关。经济评估是指评估筛查在减少进展期疾病或死亡方面的收益是否能够抵消开始筛查时所产生的成本。

10.1.3　基于人群的结直肠癌筛查经济评估结构

图 10.1 显示了基于人群的结直肠癌筛查经济评估的总体结构，从人口登记中的筛查邀请、疾病自然史到确定真阳性病例、假阳性病例、假阴性病例和真阴性病例，这些都取决于筛查工具的性能。真阴性病例可能会因为再次确认真阴性状态而增加成本。假阳性病例可能会导致诱导阳性成本，因为假阳性病例转诊和确诊的过程也涉及成本。假阴性病例增加了与进展期疾病相关的治疗费用。流行/偶发病例涉及早期治疗费用，也可能如上所述增加费用。除直接成本外，还必须考虑与服务筛查或延迟治疗造成的生产损失相关的间接成本。

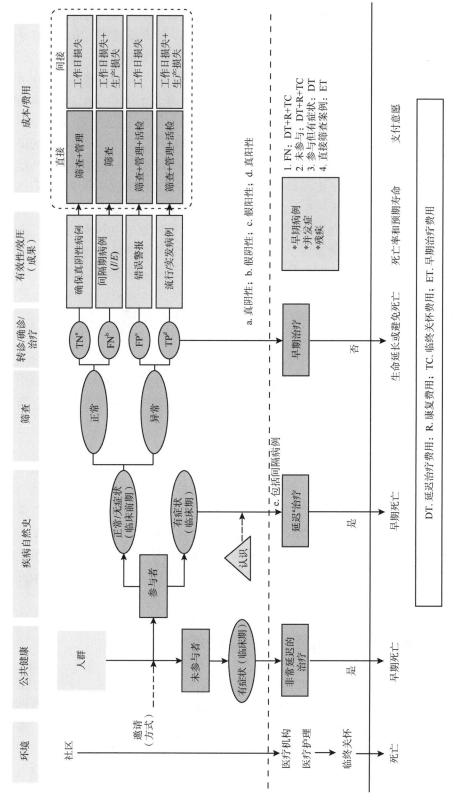

图10.1 基于人群的结直肠癌筛查经济评估框架

每一个在筛查之间诊断出的病例（间隔期癌症）或筛查出的病例（流行性筛查或偶然性筛查）都可以用不同的方法处理，费用也不同。未参与筛查者通常会延误治疗，过早死亡；间隔期癌症患者可能延误了治疗。两者都可能产生与临终关怀相关的费用。衡量有效性的结果包括进展期癌症、后续并发症或残疾、死亡和预期寿命。

10.1.4 形式经济分析

为了平衡成本和效益，应该进行形式经济分析。经济分析方法包括成本-效益/效用分析和成本-收益分析。成本-效益/效用分析用于在所有可能的选项中选择最经济的策略；成本-收益分析用于评估干预计划是否值得，或者干预计划可以产生多少额外的收益。在成本-收益分析中，有效性根据人力资本方法或 WTP 转换为收益。

10.2 结直肠癌筛查成本-效益分析的最新证据

已经有许多研究讨论了使用各种筛查方式进行结直肠癌筛查的成本-效益，包括 gFOBT、FIT、结肠镜检查和软式乙状结肠镜检查（FS）。附表 10.1 列出了成本-效益的详细结果。我们从这些研究中提取了针对 50～69 岁普通人群的增量成本和增量有效性数据，并将结果绘制在增量成本-效益平面（增量 CE 平面）上，用于比较每年一次的 gFOBT（图 10.2a）、每年一次的 FIT（图 10.2b）、每 2 年一次的 FIT（图 10.2c）、结肠镜检查（图 10.2d）、FS（图 10.2e）和未筛查的有效性差异。虽然这些比较来自不同国家或地区的研究，可能会受到其他因素的影响，如疾病负担、种族、医疗费用水平、筛查和转诊费用，以及对定期筛查和转诊的执行情况，但仍然可以根据筛查方式确定结直肠癌筛查的成本-效益模式。由于粪便筛查的成本较低，大多数粪便筛查的增量成本-效益比（ICER）低于 20 000 美元。然而，每年一次的 FIT 的效益有提高的趋势，其次是每 2 年一次的 FIT 和 gFOBT。对于每年一次的 FIT，许多研究显示其节省了成本（增量 CE 平面的第四象限，图 10.2b）。一般来说，结肠镜检查可能是这些筛查方式中最有效的（图 10.2d），而每年一次的 FIT 在有效性方面可以达到类似的结果，而且成本更低（图 10.2b）。

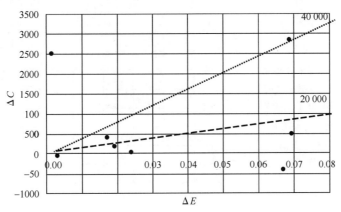

a

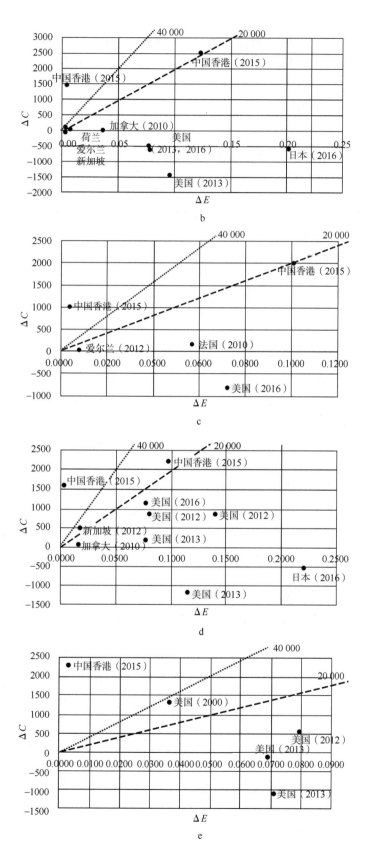

图 10.2　不同筛查方式与未筛查结直肠癌的筛查成本（C）-效益（E）分析：a. 每年一次的 gFOBT 与未筛查；b. 每年一次的 FIT 与未筛查；c. 每 2 年一次的 FIT 与未筛查；d. 结肠镜检查与未筛查；e. 软式乙状结肠镜检查与未筛查

10.3　中国台湾地区粪便免疫化学试验筛查结直肠癌的成本-效益分析案例研究

结直肠癌造成的发病和死亡负担不仅在发达地区可见，而且在中国台湾等经济发展迅速的地区也可以看到。2016 年，结直肠癌被列为第二常见的癌症；年龄标化发病率和死亡率分别为 41.29/10 万和 14.45/10 万。

gFOBT 因其可行性而被广泛应用于结直肠癌筛查，其有效性已被随机对照试验证实（ Mandel et al., 1993；Kronborget al., 1996；HardCastle et al., 1996 ）。然而，gFOBT 因其敏感度低而受到批评。在过去的几十年中，已经开发了几种 gFOBT，它们的可用性和性能是完全不同的，其中强烈推荐 FIT，因为它在敏感度和特异度之间取得了平衡，对进展期腺瘤和早期癌症均具有更高的敏感度，并且可以在不限制饮食或药物的情况下达到更高的依从性。然而，它的费用是 gFOBT 的 2～5 倍（ Young et al., 2002 ）。

传统上建议 gFOBT 的筛查间隔为 1 年。由于 FIT 检测结直肠癌的性能比 gFOBT 更好，具有可接受的特异度且成本更高，因此是否将 gFOBT 的筛查间隔延长至 2 年或更长时间，目前尚在争论中。事实上，有很多国家已经开始将 2 年一次的 gFOBT 或 FIT 用于结直肠癌筛查（ Benson et al., 2008 ）。然而，在结直肠癌发生率低的国家，关于筛查间隔大于 1 年的 FIT 筛查与每年一次的 gFOBT 筛查的成本-效益研究仍然很少。

下文使用 Markov 决策模型进行了概率成本-效益分析，从卫生管理机构的角度比较了针对平均风险人群每年一次、每 2 年一次和每 3 年一次的 FIT 筛查与未筛查的情况。

10.4　基于社区的经验筛查数据

10.4.1　人口筛查

我们使用实证数据估计了中国台湾基隆社区综合筛查（KCIS）项目的人口亚组比例、就诊率和转诊率。该项目的筛查内容为自 1999 年以来的结直肠癌、其他四种肿瘤性疾病和三种非肿瘤性慢性病，在基隆进行的 FIT 筛查，实际上是目前以 FIT 为基础的中国台湾地区结直肠癌筛查计划的试点研究。KCIS 项目的详细研究设计和初步结果在其他报道中有详细描述（ Chen et al., 2004 ）。

在 KCIS 项目中使用了基于社区的 FIT 结直肠癌筛查。该方案从 1999 年开始实施，一直持续到 2004 年台湾地区方案启动。无症状病例的高识别率、子宫颈癌巴氏涂片筛查参与率的提高及随访的有效性均已得到证明（ Chen et al., 2004 ）。目标人群包括 1999～2004 年年龄在 50～79 岁 KCIS 项目的参与者，其中排除了既往有结直肠癌、遗传性腺瘤性息肉病或遗传性非息肉病等遗传性疾病的患者。最后，在 1999～2004 年共有 32 201 名年龄在 50～

79 岁的 KCIS 参与者应邀参加了第一年的 FIT 筛查。

10.4.2 筛查方案和转诊

在 KCIS 项目的每个社区上门服务和现场筛查场景中，工作人员都为参与者提供了 FIT 通道。每名参与者通过说明材料上的插图学习如何收集粪便样本，试剂盒在 3～5 天返还到收集中心，检测后对阳性受试者进行结肠镜检查。KCIS 程序中的转诊系统提供上门服务，将 FIT 阳性结果的受试者送到指定的医院。通过息肉切除术去除息肉，并进行活检以确认恶性状态，还收集有关腺瘤大小和息肉的组织学类型信息。

10.4.3 Markov 决策模型的成本–效益分析

10.4.3.1 结直肠癌的疾病自然史

参考第 9 章中 Yang 等（2006）提出的一个八态 Markov 模型，利用该研究估计的转化率，然后使用生命周期表中所有原因的转化率及特定年龄和性别的年死亡率，估计 1 年内按年龄和性别划分的转化率。

10.4.3.2 解析 Markov 决策模型

建立一个 Markov 决策模型来预测成本、获得的生命年数（LYG）和其他感兴趣的结果。在决策树中，将微小腺瘤和小腺瘤合并称为"小腺瘤"。这种 Markov 模型的基本假设是基于 Markov 的无记忆特性，因此一个个体从状态 i 进入状态 j 的转化率 $P_{i,j}$ 取决于当前状态 i，而与个体经过的路径无关，每个周期为 1 年。图 10.3a 显示了决策树的前两个部分。决策节点后的第一部分包括筛查策略，即未筛查、每年一次的 gFOBT（标记为 gFOBT1）和 FIT（全自动粪便潜血分析仪），筛查间隔为 1～3 年。

上述每种策略之后的第二部分是可能的状态，包括自然史的所有状态和后续条件。每个 Markov 状态下的概率是 Markov 周期开始时的初始概率。由于研究的目标是不典型人群，初始概率的分布是进入筛查项目时每个状态的流行率。狄利克雷分布用于根据 KCIS 程序的经验数据估计初始概率（表 10.1）。

第三部分如图 10.3b 所示，每个初始状态之后的状态都是过渡态，每个分支下的概率是一个周期内的转化率。这里用一个子树（小腺瘤）来说明筛查过程。如果被邀请者持续符合结直肠癌筛查条件（概率用 p_cont 表示），则其将完成此筛查，并且筛查费用将在当前发生。试验阳性的概率取决于敏感度（sen_FIT_sa：FIT 对小腺瘤的敏感度）。另一方面，如果参与者处于正常状态，阴性的概率就是特定值。

筛查后治疗前的进一步结果将通过转诊率（p_ref）、穿孔率（p_perfor）和穿孔死亡率（p_perford）来表示，从而确定后期的结果和相应的成本。使用 β 分布来模拟那些在不确定条件下有两种结果的情况的概率（表 10.1）。

就治疗过程而言，计算了诊断后前 4 年的医疗费用。由于医疗费用的分布通常是正偏态的，因此采用对数变换来改善正态分布。研究中使用对数正态分布对结直肠癌分期的医疗费用进行建模（表 10.1）。然而，并不是所有的成本项目都可以从 KCIS 的数据中估算出来，故参考了当地调查相关成本的研究。

小腺瘤和大腺瘤息肉切除术后第四年及大腺瘤息肉切除术后第九年的结肠镜检查过程也被嵌入到决策模型中。一些筛查出的腺瘤病例如果已经通过了监测过程，并保持正常，那么就会回到常规的筛查程序中。

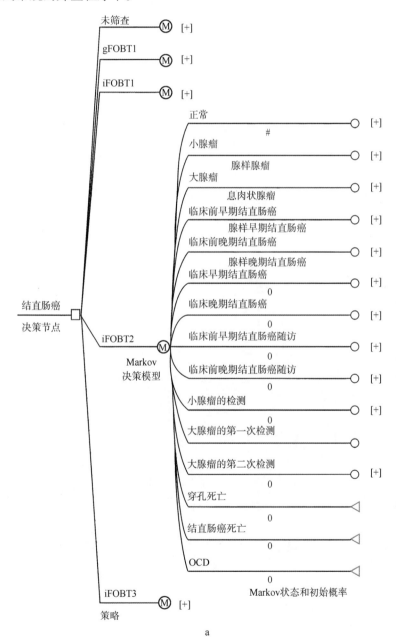

a

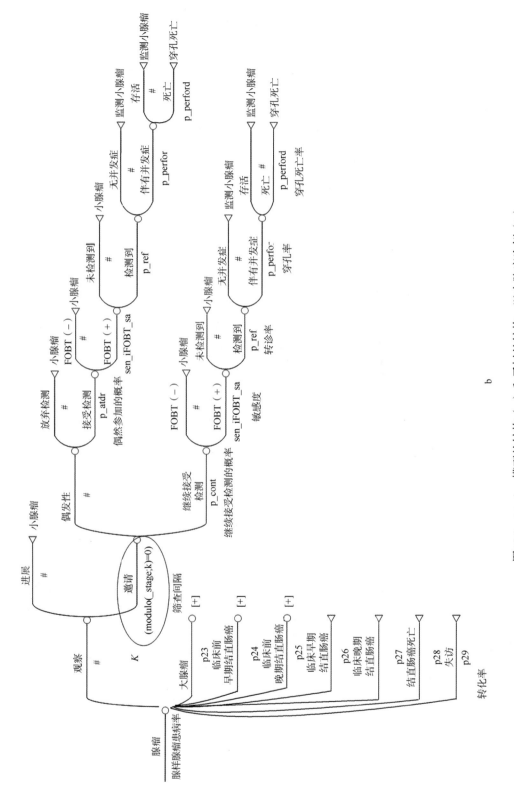

图10.3 Markov模型的结构（a）和子树的结构：以小腺瘤为例（b）

表 10.1　案例基本值或参数分布

变量	基本值[a]	范围或分布	资料来源
Ⅰ. 疾病自然史和预后			
初始状态的发生率（正常；微小腺瘤；小腺瘤；临床前早期结直肠癌；临床前晚期结直肠癌）			KCIS（2000～2004）；Wu et al.（2006）
55 岁，男		狄利克雷分布（4032，536，248，8，5）	
55 岁，女		狄利克雷分布（8125，1081，499，16，11）	
65 岁，男		狄利克雷分布（3310，543，275，9，6）	
65 岁，女		狄利克雷分布（5029，826，418，14，9）	
75 岁，男		狄利克雷分布（2044，517，299，10，7）	
75 岁，女		狄利克雷分布（2141，541，314，10，7）	
Ⅱ. 年度转化率			
正常→微小腺瘤	0.0013	γ 分布（72，55 490）	Yang et al.（2006）
微小腺瘤→小腺瘤	0.0696	γ 分布（47，675）	Yang et al.（2006）
小腺瘤→大腺瘤	0.1854	γ 分布（27.6，149）	Yang et al.（2006）
大腺瘤→临床前早期结直肠癌	0.1772	γ 分布（26.6，150）	Yang et al.（2006）
临床前早期结直肠癌→临床前晚期结直肠癌	0.3079	γ 分布（16，52）	Yang et al.（2006）
临床前早期结直肠癌→临床早期结直肠癌	0.2455	γ 分布（14.7，60）	Yang et al.（2006）
临床前晚期结直肠癌→临床晚期结直肠癌	0.9241	γ 分布（7.3，7.9）	Yang et al.（2006）
临床早期结直肠癌（Dukes 分期 A B）→ 死亡	0.0299	γ 分布（9.9，330）	台湾大学医院数据
临床晚期结直肠癌（Dukes 分期 C D）→ 死亡	0.1526	γ 分布（71.4，468）	台湾大学医院数据
年龄引起的全因死亡相关的年死亡率			生命周期表（2002）
Ⅲ. 测试特征			
敏感度			
小腺瘤（<10mm）			
gFOBT	0.028	β 分布（3，106）	Greenberg et al.（2000）
FIT	0.102	β 分布（62，548）	Cheng et al.（2002）
大腺瘤（≥10mm）			
gFOBT	0.205	β 分布（8，31）	Greenberg et al.（2000）
FIT	0.515	β 分布（86，81）	Cheng et al.（2002），Levi et al.（2007）
结直肠癌			
gFOBT	0.510	β 分布（25，24）	Allison et al.（1996），Greenberg et al.（2000）
FIT	0.827	β 分布（67，14）	Cheng et al.（2002），Chen et al.（2007），Levi et al.（2007）

续表

变量	基本值[a]	范围或分布	资料来源
特异度			
gFOBT	0.981	β 分布（7771，152）	Allison et al.（1996）
FIT	0.939	β 分布（28，421，1861）	Cheng et al.（2002），Chen et al.（2007），Levi et al.（2007）
Ⅳ. 筛查特征			
依从性（KCIS 中在接受 FOBT 方面不同行为比例）			
参加者（持续的；偶然的）	0.796	β 分布（10 171，2614）	KCIS（2000～2004）
偶然接受 FOBT 检查的参与率	0.407	β 分布（2169，3160）[b]	KCIS（2000～2004）
转诊率	0.714	β 分布（2811，1125）	KCIS（2000～2004）
结肠镜检查的并发症			
严重并发症发生率	0.003	β 分布（162，57 580）	Whitlock et al.（2008）
穿孔致死率	0.000 01	β 分布（1，9999）	Wu et al.（2006）
Ⅴ. 单位成本（美元）			
筛查费用			
gFOBT	0.7		医保管理局数据
FIT	4		医保管理局数据
确认费用			
结肠镜检查仅用于诊断	68		医保管理局数据
结肠镜检查结合息肉切除术	181		医保管理局数据
治疗费用			
用于临床前早期结直肠癌			
第一年	215	对数正态分布（3.6847，3.3671）	KCIS（2000～2004）
第二年	41	对数正态分布（2.5044，2.4324）	
第三年	20	对数正态分布（2.1551，1.6359）	
第四年	15	对数正态分布（1.7302，1.9655）	
用于临床前晚期结直肠癌			
第一年	1912	对数正态分布（5.7877，3.536）	KCIS（2000～2004）
第二年	439	对数正态分布（4.6554，2.8595）	
第三年	1201	对数正态分布（6.0279，2.1265）	
第四年	410	对数正态分布（4.9020，2.2302）	
用于临床结直肠癌			
第一年	4003	对数正态分布（6.5779，3.4337）	KCIS（2000～2004）
第二年	2451	对数正态分布（6.5033，2.6017）	
第三年	257	对数正态分布（4.0948，2.2902）	
第四年	1546	对数正态分布（5.9731，2.7402）	
用于结直肠癌临终关怀	9455	均匀分布（7879，11 031）[b]	Wu et al.（2006），Chen et al.（2007）

续表

变量	基本值 [a]	范围或分布	资料来源
用于穿孔的并发症费用	1667		Wu et al.（2006）
用于穿孔死亡的并发症费用	2818		Wu et al.（2006）
Ⅵ. 折扣率	0.03		

a 根据数据资源重新估计。
b 点估计是从数据资源中导出的，并为概率敏感度分析分配了一个保守的先验分布。

10.4.3.3　计算机模拟

假设人群的起始年龄和性别是通过人口统计学特征的构成来模拟的，该特征与 KCIS 参与者进行结直肠癌筛查的年龄、性别分布相同。研究将其按性别和年龄组分为六个亚组，起始年龄为各组的中间年龄，即三个起始年龄分别为 55 岁、65 岁和 75 岁，终点是死亡年龄或 80 岁（以先出现者为准），用获得的 LYG 作为有效性结果。

结果以 ICER 和可接受曲线的形式呈现，使用了"WTP"（Briggs et al.，2002）作为接受为获得一个生命年支付的额外费用的门槛。在模型中，以 20 000 美元作为 WTP 的基础，这约是 2012 年中国台湾地区人均 GDP 水平，还绘制了基于 WTP 从 0 美元到 40 000 美元的可接受曲线。

有些参数是任意设定的，其中之一是折扣率，指定为 3%，这是美国专家小组提出的建议，成本和 LYG 都以相同的折扣率折现。表 10.1 显示了参数的点估计或分布。

10.4.3.4　关键假设

（1）在相同性别和年龄组的亚组中，转化率是相同的。
（2）治疗效果取决于结直肠癌的分期，因此生存率仅取决于分期。
（3）忽略腺瘤复发率，假设健康者和接受过治疗者腺瘤发病率是相等的。
（4）结直肠癌诊断后的前 4 年和死亡年份的医疗支出几乎占据了全部医疗支出。

10.5　结　　论

按筛查间隔法进行 FIT 筛查

表 10.2 显示了基于概率方法的样本量为 10 000 的 300 个样本的成本和效果的均数、标准差、中位数、第 2.5 和 97.5 百分位数（95%CI）。使用与不同策略相关的成本均数和 LYG 来计算 ICER，结果表明，与未筛查相比，所有筛查策略都节省了成本。与 gFOBT1 相比，FIT1 和 FIT2 节省了成本，FIT3 成本–效益更佳。

表 10.2　通过概率决策分析得到的与不同结直肠癌筛查策略相关的成本和 LYG 结果

策略	费用（美元）		LYG		ICER[1]（美元/LYG）	ICER[2]（美元/LYG）
	均数（2.5%，97.5%）		均数（2.5%，97.5%）			
未筛查	1257（250，5628）		12.713（12.628，12.798）		参考	—
gFOBT1	684（136，3063）		12.762（12.675，12.844）		−11 784	参考
FIT3	685（140，3385）		12.770（12.687，12.847）		−10 101	125
FIT2	592（144，2755）		12.782（12.700，12.858）		−9690	−4600
FIT1	468（159，1839）		12.802（12.724，12.878）		−8902	−5400

注：ICER[1]. 将未筛查人群作为参考组；ICER[2]. 将 gFOBT1 作为参考组。

　　图 10.4 显示了与 gFOBT1 相比，不同的筛查间隔符合成本–效益的概率。结果表明，基于每 LYG 20 000 美元的 WTP，两个 FIT1 都有 79% 的成本–效益可能性，FIT2 和 FIT3 的相应数值分别为 66% 和 57%。

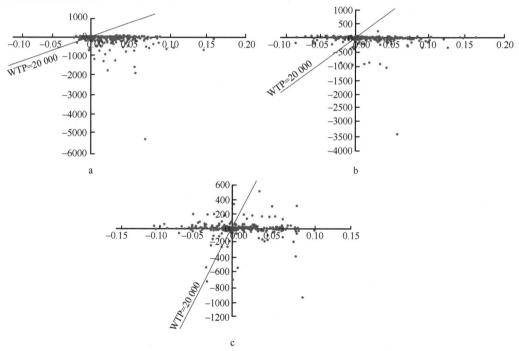

图 10.4　增量成本–效益散点图（FIT1 与 gFOBT1，a）；增量成本–效益散点图（FIT2 与 gFOBT1，b）；增量成本–效益散点图（FIT3 与 gFOBT1，c）

10.6　讨　　论

　　尽管一系列随机对照试验已经证明基于人群的结直肠癌筛查的有效性，但卫生政策制定者经常面临这样一个问题：从降低死亡率和进展期结直肠癌的有效性中获得的效益是否能超过如此大规模筛查计划的成本–效益，这是循证医学的标准之一。本章以中国台湾地区北部城市基隆的一个社区筛查项目的经验数据为依据，对 FIT 筛查进行了成本–效益分析，当使用每年一次的 gFOBT 作为参照组时，FIT1 和 FIT2 都节省了成本。这意味着 FIT 的筛查间隔可以延长到 2 年。每年一次的 FIT 之所以是最好、最节约成本的策略，是因为它在筛查初期的成本投入可以通过减少结直肠癌治疗的成本投入来补偿。然而，即使节省了总成本，初始成本投入的约束仍然存在，临床能力也是有限的。因此，如果一个国家或地方政府不能在结直肠癌筛查计划的初始阶段提供资源投入，2 年一次的 FIT 可能是一个合适的策略。

这里所用的成本-效益分析方法不是基于随机对照设计，而是采用 Markov 决策模型，该模型是根据第 9 章中提到的建模方法建立的，用于收集结直肠癌的自然史，以在未筛查的情况下模拟对照组。根据疾病自然史分析 Markov 决策模型，通过插入就诊率、筛查工具的敏感度和特异度及转诊率等与基本筛查特征相关的参数来评估其他筛查策略，以给出每种筛查策略的主要终点收益率。利用模拟 Monte Carlo 平面和可接受性曲线，采用概率方法对成本-效益概率进行建模。使用分析 Markov 决策模型而不是随机对照试验的主要原因是用概率方法模拟从筛查策略的输入到初步结果输出的机制，以获得影响 95%ICER 值的信息参数的不确定性和成本-效益的概率。

综上所述，通过使用中国台湾地区项目试点研究的参数进行概率成本-效益分析，发现 FIT 筛查与未筛查相比节省了成本。与每年一次 gFOBT 相比，将 FIT 的结直肠癌筛查间隔延长至 2 年仍可节省成本。

附表 10.1　结直肠癌筛查成本-效益分析文献

国家或地区/作者/年份	目标人群	策略	成果指标/结果
澳大利亚 Salkeld et al.（1996）	明尼苏达州随机对照试验中 50～80 岁的参与者	（Ⅰ）每年一次 FOBT（Ⅱ）未筛查	ICER（Ⅰ）/（Ⅱ）: 24 660 澳元/LYS
美国 Sonnenberg et al.（2000）	50 岁的一般人群	（Ⅰ）每年一次 FOBT（Ⅱ）每 5 年一次乙状结肠镜检查（Ⅲ）每 5 年一次结肠镜检查（Ⅳ）未筛查	ICER（Ⅰ）/（Ⅳ）: 9705 美元/LYS（Ⅱ）/（Ⅳ）: 36 509 美元/LYS（Ⅲ）/（Ⅳ）: 10 983 美元/LYS（Ⅱ）/（Ⅰ）: 65 704 美元/LYS（Ⅲ）/（Ⅰ）: 11 382 美元/LYS（Ⅲ）/（Ⅱ）: 首选
美国 Frazier et al.（2000）	美国罹患结直肠癌平均风险的 50 岁人群	（Ⅰ）含水的 FOBT（Ⅱ）脱水的 FOBT（Ⅲ）乙状结肠镜检查（Ⅳ）DCBE（Ⅴ）结肠镜检查（Ⅵ）未筛查	初步筛查的依从性为 60%，随访或监测结肠镜检查的依从性为 80%ICER（Ⅱ）+（Ⅲ）每 10 年一次/（Ⅲ）每 10 年一次: 21 200 美元/LYS（Ⅱ）+（Ⅲ）每 5 年一次/（Ⅱ）+（Ⅲ）每 5 年一次: 51 200 美元/LYS（Ⅰ）+（Ⅲ）每 5 年一次/（Ⅱ）+（Ⅲ）每 5 年一次: 92 900 美元/LYS

国家或地区/ 作者/年份	目标人群	策略	成果指标/结果
美国 Ladabaum et al. （2001）	无结肠癌特定风险 的 50～80 岁人群	（Ⅰ）阿司匹林预防 （Ⅱ）每 5 年一次 FS 和每年一次 FOBT （Ⅲ）每 10 年一次结肠镜检查 （Ⅳ）未筛查	ICER （Ⅱ）/（Ⅳ）：首选 （Ⅱ）/（Ⅳ）：16 844 美元/LYS （Ⅲ）/（Ⅳ）：20 172 美元/LYS （Ⅰ）+（Ⅱ）/（Ⅰ）：26 315 美元/LYS （Ⅰ）+（Ⅲ）/（Ⅰ）：30 822 美元/LYS （Ⅰ）+（Ⅱ）/（Ⅱ）：首选 （Ⅰ）+（Ⅲ）/（Ⅲ）：149 161 美元/LYS
美国 McMahon （2001）	平均风险人群	（Ⅰ）每年一次 FOBT （Ⅱ）每 2 年一次 FOBT （Ⅲ）FS （Ⅳ）结肠镜检查 （Ⅴ）DCBE	ICER （Ⅴ）每 3 年一次或者（Ⅴ）每 5 年一次 + （Ⅰ）与下一个费用最低的策略相比： ICER＜55 600 美元/LYS （Ⅴ）每 3 年一次+（Ⅰ）与下一个费用最 低的策略相比：ICER＞100 000 美元/LYS （Ⅳ）与下一个费用最低的策略相比：ICER＞ 100 000 美元/LYS
美国 Suleiman et al. （2002）	50 岁的一般人群	（Ⅰ）息肉患者每 10 年一次和每 3 年一次结肠镜检查 （Ⅱ）每天服用 325mg 阿司匹林 （Ⅲ）未筛查	ICER （Ⅰ）/（Ⅲ）：10 983 美元/LYS （Ⅱ）/（Ⅲ）：47 249 美元/LYS （Ⅰ）+（Ⅱ）/（Ⅲ）：41 929 美元/LYS （Ⅰ）+（Ⅱ）/（Ⅰ）：227 607 美元/LYS （Ⅰ）+（Ⅱ）/（Ⅱ）：34 836 美元/LYS
美国 van Ballegooijen et al.（2003）	65 岁前从未进行过筛 查，并且使用 FOBT 作为 65 岁以后进 行筛查的唯一方 法的人群	（Ⅰ）gFOBT（潜血试剂Ⅱ，Sensa） （Ⅱ）FIT	ICER 如果 FOBT 的特异度为 98%， （Ⅱ）/（Ⅰ，潜血试剂Ⅱ）： ·首选（两种测试的单位成本均为 4.5 美元） ·11 000 美元/LYS[（Ⅱ）的单位成本为 28 美元，（Ⅰ，潜血试剂Ⅱ）的单位成本 为 4.5 美元] （Ⅱ）/（Ⅰ，Sensa）：首选 如果 FOBT 的特异度为 95%，（Ⅱ）/（Ⅰ， 潜血试剂Ⅱ）： ·6000 美元/LYS（两种测试的单位成本均 为 4.5 美元） ·21 000 美元/LYS[（Ⅱ）的单位成本为 28 美元，（Ⅰ，潜血试剂Ⅱ）的单位成本为 4.5 美元] （Ⅱ）/（Ⅰ，Sensa）： ·首选（两种测试的单位成本均为 4.5 美元） ·8 517 000 美元/LYS[（Ⅱ）的单位成本为 28 美元，（Ⅰ，潜血试剂Ⅱ）的单位成本 为 4.5 美元]
法国 Berchi et al. （2004）	50～74 岁的人群	（Ⅰ）gFOBT（潜血试剂） （Ⅱ）FIT（Magstream）	ICER 10 年内每 2 年筛查一次 （Ⅱ）/（Ⅰ）：7458 欧元/LYS 20 年内每 2 年筛查一次 （Ⅱ）/（Ⅰ）：2980 欧元/LYS

续表

国家或地区/作者/年份	目标人群	策略	成果指标/结果
英国 Whynes 和 Nottingham （2004）	无症状的 45～74 岁人群	（Ⅰ）每 2 年一次 FOBT （Ⅱ）未筛查	ICER （Ⅰ）/（Ⅱ）：1584 欧元/LYS
美国 Maciosek et al. （2006）	50 岁以上的一般人群	（Ⅰ）筛查策略（每年一次 FOBT；每 5 年一次 FS；每 10 年一次结肠镜检查） （Ⅱ）未筛查	ICER （Ⅰ）/（Ⅱ）：11 900 美元/LYS（这三种策略的加权平均值）
美国 Lairson et al. （2008）	50～74 岁的人群	（Ⅰ）标准干预（SI）组：邮寄标准干预；粪便、血液检测（SBT）筛查和 FS 筛查 （Ⅱ）个性化定制（TI）组：标准干预加上 2 个定制的"信息页" （Ⅲ）个性化定制加上电话（TIP） （Ⅳ）日常护理	ICER （Ⅰ）/（Ⅳ）：319 美元/LYS （Ⅱ）/（Ⅰ）：首选 （Ⅲ）/（Ⅰ）：5843 美元/LYS
美国 Lansdorp-Vogelaar et al. （2009a）	50～80 岁的一般人群	（Ⅰ）光学结肠镜检查 （Ⅱ）任何可疑息肉的 CTC 转诊至光学结肠镜检查 （Ⅲ）疑似息肉≥6mm 的 CTC 转诊至光学结肠镜检查 （Ⅳ）可疑息肉≥10mm 的 CTC 转诊至光学结肠镜检查	ICER （Ⅱ～Ⅳ）/（Ⅰ）：＜373 美元/LYS
美国 Lansdorp-Vogelaar et al. （2009b）	50～80 岁的一般人群	（Ⅰ）每年一次 gFOBT （Ⅱ）每年一次 FIT （Ⅲ）每 5 年一次 FS （Ⅳ）（Ⅲ）+（Ⅰ） （Ⅴ）每 10 年一次结肠镜检查	与未筛查相比，预防进展期结直肠癌和结直肠癌死亡可节省的治疗费用（人群中人均节省的费用与人均费用相比）： （Ⅰ）：1398 美元/人比 859 美元/人 （Ⅱ）：1756 美元/人比 1565 美元/人 （Ⅲ）：1706 美元/人比 1575 美元/人 （Ⅳ）：1931 美元/人比 1878 美元/人 （Ⅴ）：不节省成本
美国 Lansdorp-Vogelaar et al. （2010）	65 岁（符合医疗保险资格）的人群	（Ⅰ）每 3 年一次粪便 DNA 检测 （Ⅱ）每 5 年一次粪便 DNA 检测 （Ⅲ）目前推荐的筛查策略 （Ⅳ）未筛查	ICER （Ⅰ）/（Ⅳ）：14 105 美元/LYS （Ⅱ）/（Ⅳ）：11 375 美元/LYS 与（Ⅲ）相比，（Ⅰ）和（Ⅱ）首选
加拿大 Telford et al. （2010）	50 岁的一般人群	（Ⅰ）每年一次 gFOBT （Ⅱ）每年一次 FIT （Ⅲ）每 10 年一次结肠镜检查 （Ⅳ）未筛查	ICER （Ⅰ）/（Ⅳ）：9159 加元/QALY （Ⅱ）/（Ⅰ）：611 加元/QALY （Ⅲ）/（Ⅱ）：6133 加元/QALY
法国 Berchi et al. （2010）	50～74 岁的一般人群	（Ⅰ）一轮筛查：gFOBT （Ⅱ）一轮筛查：FIT	ICER （Ⅰ）/（Ⅱ）：-47 555～7223 欧元/进展期肿瘤筛查

续表

国家或地区/ 作者/年份	目标人群	策略	成果指标/结果
法国 Lejeune et al. （2010）	50～74 岁的一般人群	（Ⅰ）每 2 年一次三份无杂质粪便 　　gFOBT（潜血试剂Ⅱ） （Ⅱ）每 2 年一次 FIT（即时检测） （Ⅲ）未筛查	ICER （Ⅰ）/（Ⅲ）：2739 欧元/LYS （Ⅱ）/（Ⅲ）：2819 欧元/LYS （Ⅱ）/（Ⅰ）：2988 欧元/ LYS
美国 Knudsen et al. （2010）	65 岁及以上的高风 险医疗保险人群	（Ⅰ）每 5 年一次 CTC （Ⅱ）未筛查	ICER （Ⅰ）/（Ⅱ）：<10 000 美元/LYS，范围为 　　1800～9500 美元/LYS
荷兰 Lansdorp- Vogelaar et al. （2011）	1993～2009 年平均 风险人群的成本-效 益研究的系统 综述	（Ⅰ）gFOBT （Ⅱ）FIT （Ⅲ）每 5 年一次 FS （Ⅳ）每 10 年一次结肠镜检查 （Ⅴ）粪便 DNA 检测 （Ⅵ）CTC （Ⅶ）未筛查	ICER （Ⅱ）/（Ⅰ）：3900 美元/LYS 或首选（主要 　　为 SENSA） （Ⅱ）/（Ⅰ，Ⅲ，Ⅳ，Ⅴ，Ⅵ，Ⅶ）：首选 （Ⅴ）/（Ⅰ，Ⅱ，Ⅲ，Ⅳ，Ⅵ，Ⅶ）：首选 （Ⅵ）/（Ⅲ）：首选 （Ⅵ）/（Ⅳ）：14 600～74 200 美元/LYS 或 　　首选 （Ⅵ）/（Ⅰ）+（Ⅲ）：首选
荷兰 Wilschut et al. （2011）	45～80 岁的一般人群	不同筛查年龄、筛查间隔的 FIT	ICER 对于每种策略，与下一个费用更低的策略 　　相比：<20 000 欧元/LYS
荷兰 van Rossum et al.（2011）	50～75 的一般人群	（Ⅰ）一轮筛查：FIT （Ⅱ）一轮筛查：gFOBT （Ⅲ）未筛查	ICER （Ⅰ）/（Ⅱ）：首选 （Ⅰ）/（Ⅲ）：首选
冰岛 Sharp et al. （2012）	55～74 的一般人群	（Ⅰ）每 2 年一次 FIT （Ⅱ）每年一次 gFOBT （Ⅲ）60 岁时行一次 FS （Ⅳ）未筛查	ICER （Ⅲ）/（Ⅳ）：589 欧元/QALY （Ⅰ）/（Ⅳ）：1696 欧元/QALY （Ⅱ）/（Ⅳ）：4428 欧元/QALY
爱尔兰 Ginsberg et al. （2012）	发展中国家（撒哈拉 以南非洲和东南 亚）50 岁以上的 人群	（Ⅰ）每年一次 FOBT （Ⅱ）每 5 年一次 FS （Ⅲ）每 10 年一次结肠镜检查 （Ⅳ）未筛查	ICER 撒哈拉以南非洲： （Ⅲ）/（Ⅳ）：9598 美元/QALY （Ⅰ）+（Ⅱ）/（Ⅳ）：15 548 美元/QALY 东南亚： （Ⅲ）/（Ⅳ）：28 017 美元/QALY （Ⅰ）+（Ⅱ）/（Ⅳ）：42 940 美元/QALY
意大利 Hassan et al. （2012）	50～80 岁的一般人群	（Ⅰ）由非胃肠病学家行结肠镜检查 （Ⅱ）由胃肠科医生行胃肠镜检查 （Ⅲ）未筛查	ICER （Ⅰ）+（Ⅱ）/（Ⅲ）：5091 欧元/LYS （Ⅰ）/（Ⅲ）：6332 欧元/LYS （Ⅱ）/（Ⅲ）：4351 欧元/LYS
新加坡 Dan et al. （2012）	50～75 岁的一般人群	（Ⅰ）60 岁时行一次 FS 检查 （Ⅱ）60 岁时行一次结肠镜检查 （Ⅲ）每年一次 FIT （Ⅳ）每 5 年一次 DCBE （Ⅴ）每 5 年一次 FS （Ⅵ）每 5 年一次 CTC （Ⅶ）每 10 年一次结肠镜检查 （Ⅷ）每 5 年一次粪便 DNA 检测 （Ⅸ）未筛查	ICER （Ⅰ）/（Ⅸ）：27 843 美元/QALY （Ⅲ）/（Ⅸ）：27 399 美元/QALY （Ⅳ）/（Ⅸ）：38 385 美元/QALY （Ⅱ）/（Ⅸ）：37 516 美元/QALY （Ⅴ）/（Ⅸ）：38 280 美元/QALY （Ⅴ）+（Ⅲ）/（Ⅸ）：40 000 美元/QALY （Ⅷ）/（Ⅸ）：46 900 美元/QALY （Ⅶ）/（Ⅸ）：33 720 美元/QALY （Ⅵ）/（Ⅸ）：49 580 美元/QALY

续表

国家或地区/作者/年份	目标人群	策略	成果指标/结果
美国 Hassan et al. （2012）	50～80 岁的一般人群	（Ⅰ）阿司匹林预防 （Ⅱ）FS （Ⅲ）结肠镜检查 （Ⅳ）未筛查	ICER （Ⅰ）/（Ⅳ）：首选 （Ⅱ）/（Ⅳ）：7434 美元/LYS （Ⅰ）+（Ⅱ）/（Ⅳ）：6511 美元/LYS （Ⅲ）/（Ⅳ）：6307 美元/LYS （Ⅰ）+（Ⅲ）/（Ⅳ）：6237 美元/LYS
爱尔兰 Hanly et al. （2012）	1999 年 1 月至 2010 年 7 月以英文发布的基于 CT 结肠造影筛查成本–效益或成本–效用分析的系统综述	（Ⅰ）CTC （Ⅱ）FS （Ⅲ）FOBT （Ⅳ）FIT （Ⅴ）结肠镜检查 （Ⅵ）未筛查	ICER （Ⅴ）/（Ⅰ）：10 408～63 900 美元/LYS （Ⅰ）/（Ⅴ）：23 234 美元/LYS（5 年）， 　2144 美元/LYS（10 年） （Ⅰ）/（Ⅱ）：首选 （Ⅰ）/（Ⅵ）：17 672 美元/LYS （Ⅱ）+（Ⅲ）：首选
美国 Dinh et al. （2012）	50 岁的一般人群	（Ⅰ）结肠镜检查 （Ⅱ）未筛查	ICER 基线有糖尿病史 　（Ⅰ）/（Ⅱ）：6209～270 005 美元/QALY 　（当筛查终止年龄增加时，ICER 增加） 基线时无糖尿病史 　（Ⅰ）/（Ⅱ）：5937～77 500 美元/QALY 　（当筛查终止年龄增加时，ICER 增加）
美国 Behl et al. （2012）	转移性结直肠癌患者	（Ⅰ）筛查 KRAS 和 BRAF 突变的测试 （Ⅱ）筛查 KRAS 突变的测试 （Ⅲ）抗 EGFR 疗法 （Ⅳ）未抗 EGFR 疗法	ICER （Ⅰ）+（Ⅲ）/（Ⅳ）：648 396 美元/LYS （Ⅱ）+（Ⅲ）/（Ⅳ）：2 814 338 美元/LYS （Ⅲ）/（Ⅳ）：2 932 767 美元/LYS
美国 Sharaf 和 Ladabaum （2013）	50 岁的一般人群	（Ⅰ）每年一次 FOBT （Ⅱ）每年一次 FIT （Ⅲ）每 5 年一次 FS （Ⅳ）每 5 年一次 FS 和每 3 年一次 FIT （Ⅴ）每 10 年一次结肠镜检查 （Ⅵ）60 岁进行一次 FS （Ⅶ）未筛查	ICER （Ⅴ）/（Ⅶ）：2640 美元/QALY （Ⅰ），（Ⅱ），（Ⅲ），（Ⅳ），（Ⅵ）/（Ⅶ）： 　首选 （Ⅲ）/（Ⅵ）：1700 美元/QALY （Ⅴ）/（Ⅵ）：9600 美元/QALY （Ⅳ）/（Ⅵ）：2580 美元/QALY （Ⅰ）/（Ⅵ）：首选 （Ⅲ）/（Ⅰ）：105 000 美元/QALY （Ⅴ）/（Ⅰ）：67 300 美元/QALY （Ⅳ）/（Ⅰ）：23 200 美元/QALY （Ⅴ）/（Ⅲ）：56 800 美元/QALY （Ⅳ）/（Ⅲ）：6660 美元/QALY （Ⅱ）/（Ⅰ），（Ⅳ），（Ⅴ），（Ⅵ）：首选 （Ⅳ）/（Ⅴ）：首选 （Ⅳ）/（Ⅱ）：271 000 美元/QALY
德国 Ladabaum et al. （2013）	50～80 岁的一般人群	（Ⅰ）Septin-9 DNA 甲基化检测 （Ⅱ）每年一次 FOBT （Ⅲ）每年一次 FIT （Ⅳ）每 5 年一次 FS （Ⅴ）每 10 年一次结肠镜检查 （Ⅵ）未筛查	ICER （Ⅰ）/（Ⅱ），（Ⅲ），（Ⅳ），（Ⅴ）：首选 （Ⅲ）/（Ⅰ），（Ⅱ），（Ⅳ），（Ⅴ），（Ⅵ）： 　首选 （Ⅰ）/（Ⅵ）：8400～11 500 美元/QALY

续表

国家或地区/ 作者/年份	目标人群	策略	成果指标/结果
美国 Pence et al. （2013）	50～75 岁的一般人群	（Ⅰ）结肠镜检查 （Ⅱ）结肠镜检查+阿司匹林 （Ⅲ）结肠镜检查+钙 （Ⅳ）结肠镜检查+阿司匹林+钙 （Ⅴ）未筛查	ICER （Ⅰ）/（Ⅴ）：首选 （Ⅱ）/（Ⅰ）：12 950 美元/LYS，3061 美元/CFYS（无瘤生存期） （Ⅲ）/（Ⅰ）：13 041 美元/LYS，2317 美元/CFYS （Ⅳ）/（Ⅰ）：26 269 美元/LYS，6244 美元/CFYS
美国 Dinh et al. （2013）	50～75 岁的一般人群	（Ⅰ）结肠镜检查 （Ⅱ）FIT （Ⅲ）乙状结肠镜检查 （Ⅳ）Ⅱ + Ⅲ （Ⅴ）每年一次 FIT + 结肠镜检查（66 岁） （Ⅵ）未筛查	ICER （Ⅰ），（Ⅱ），（Ⅲ），（Ⅳ），（Ⅴ）/（Ⅵ）：首选 （Ⅰ），（Ⅱ），（Ⅳ），（Ⅴ）/（Ⅲ）：首选 （Ⅴ）/（Ⅱ）：9700 美元/QALY （Ⅳ）/（Ⅱ）：9900 美元/QALY （Ⅰ）/（Ⅱ）：16 400 美元/QALY （Ⅳ）/（Ⅴ）：11 300 美元/QALY （Ⅰ）/（Ⅴ）：35 100 美元/QALY （Ⅰ）/（Ⅳ）：51 000 美元/QALY
荷兰 Goede et al. （2013）	50～75 岁的一般人群	（Ⅰ）单样本 FIT （Ⅱ）双样本 FIT （Ⅲ）未筛查	ICER （Ⅰ）/（Ⅲ）：2690～3473 欧元/LYS （Ⅱ）/（Ⅰ）：16 818～31 930 欧元/LYS（两个阳性样本）；4024～8041 欧元/LYS（至少一个阳性样本）
荷兰 van Hees et al. （2014）	未筛查的 76～90 岁的老年人	（Ⅰ）一次结肠镜检查 （Ⅱ）一次乙状结肠镜检查 （Ⅲ）一次 FIT （Ⅳ）未筛查	ICER 无合并症 　（Ⅱ）/（Ⅳ）：8000～208 000 美元/QALY（76～86 岁） 　（Ⅰ）/（Ⅳ）：21 000～261 000 美元/QALY（76～86 岁） 　（Ⅲ）/（Ⅳ）：15 000～86 000 美元/QALY（76～86 岁；76～78 岁首选） 中度合并症 　（Ⅱ）/（Ⅳ）：23 000～174 000 美元/QALY（76～86 岁） 　（Ⅰ）/（Ⅳ）：45 000～230 000 美元/QALY（76～86 岁） 　（Ⅲ）/（Ⅳ）：21 000～83 000 美元/QALY（76～86 岁） 严重合并症 　（Ⅱ）/（Ⅳ）：50 000～139 000 美元/QALY（76～86 岁） 　（Ⅰ）/（Ⅳ）：83 000～185 000 美元/QALY（76～86 岁） 　（Ⅲ）/（Ⅳ）：39 000～78 000 美元/QALY（76～86 岁）

续表

国家或地区/ 作者/年份	目标人群	策略	成果指标/结果
美国 Ladabaum et al. （2014）	50～75 岁的一般人群	（Ⅰ）FOBT：50～54 岁每年一次，55～75 岁每 2 年一次 （Ⅱ）FOBT/COLO 55.65：50～54 岁每年一次 FOBT，55～65 岁结肠镜检查 （Ⅲ）FOBT/COLO 60.70：50～54 岁每年一次 FOBT，60～70 岁结肠镜检查 （Ⅳ）FIT：50～54 岁每年一次，55～75 岁每 2 年一次 （Ⅴ）FIT/COLO 55.65：50～54 岁每年一次 FIT，55～65 岁结肠镜检查 （Ⅵ）FIT/COLO 60.70：50～54 岁每年一次 FIT，60～70 结肠镜检查 （Ⅶ）COLO 55.65：55～65 岁结肠镜检查 （Ⅷ）COLO 60.70：60～70 岁结肠镜检查 （Ⅸ）Septin-9 DNA 甲基化检测（每年一次或每 2 年一次） （Ⅹ）未筛查	ICER （Ⅸ）/（Ⅹ）：600～3600 美元/ QALY （Ⅰ～Ⅷ）/（Ⅹ）：首选 （Ⅸ）/（Ⅷ）：42 700～1 600 000 美元/ QALY （Ⅰ）/（Ⅷ）：14 900 美元/QALY （Ⅱ～Ⅶ）/（Ⅷ）：首选 （Ⅰ～Ⅷ）/（Ⅸ）：首选 （Ⅸ）/（Ⅰ）：49 400～124 300 美元/QALY （Ⅱ～Ⅶ）/（Ⅰ）：首选 （Ⅸ）/（Ⅶ）：149 000～890 000 美元/ QALY （Ⅱ～Ⅵ）/（Ⅶ）：首选 （Ⅸ）/（Ⅲ）：173 000～1 600 000 美元/ QALY （Ⅰ）/（Ⅲ）：1200 美元/QALY （Ⅴ）/（Ⅲ）：2400 美元/QALY （Ⅵ），（Ⅳ）/（Ⅲ）：首选 （Ⅱ）/（Ⅵ）：85 700 美元/QALY （Ⅴ）/（Ⅵ）：9500 美元/QALY （Ⅳ）/（Ⅵ）：首选 （Ⅳ）/（Ⅱ）：首选 （Ⅴ）/（Ⅱ）：10 300 美元/QALY （Ⅴ）/（Ⅳ）：12 200 美元/QALY
法国 Lejeune et al. （2014）	50～74岁的一般人群	（Ⅰ）脱水的 gFOBT （Ⅱ）FIT（Magstream，FOB-gold 和全自动粪便潜血分析仪）	ICER （Ⅱ：FOB-gold）/（Ⅰ）：首选（一份浓度为 176ng/ml 的 FOB-gold 粪便样本） （Ⅱ：FOB-gold）/（Ⅰ）：1108～1687 欧元/ LYS（两份浓度为 352～176ng/ml 的 FOB-gold 粪便样本。当截断值减小时，ICER 增大） （Ⅱ：Magstream）/（Ⅰ）：首选（一份浓度为 20ng/ml 的 Magstream 粪便样本） （Ⅱ：Magstream）/（Ⅰ）：1151 欧元/LYS（两份浓度为 20ng/ml 的 Magstream 粪便样本） （Ⅱ：全自动粪便潜血分析仪）/（Ⅰ）：1595 欧元/LYS（一份浓度为 150ng/ml 的全自动粪便潜血分析仪样本） （Ⅱ：全自动粪便潜血分析仪）/（Ⅰ）：3115～3270 欧元/LYS（两份浓度为 300～150ng/ml 的全自动粪便潜血分析仪样本。当截断值减小时，ICER 增大）

续表

国家或地区/作者/年份	目标人群	策略	成果指标/结果
中国香港 Wong et al. （2015）	50～75 岁的一般人群	（Ⅰ）每年一次 gFOBT （Ⅱ）每 2 年一次 gFOBT （Ⅲ）每年一次 FIT （Ⅳ）每 2 年一次 FIT （Ⅴ）每 10 年一次结肠镜检查 （Ⅵ）未筛查	ICER （Ⅱ）/（Ⅵ）：5240 美元/QALY （Ⅰ）/（Ⅵ）：5871 美元/QALY （Ⅴ）/（Ⅵ）：3622 美元/QALY （Ⅳ）/（Ⅵ）：2976 美元/QALY （Ⅲ）/（Ⅵ）：3155 美元/QALY （Ⅰ）/（Ⅱ）：7096 美元/QALY （Ⅴ）/（Ⅱ）：1831 美元/QALY （Ⅳ）/（Ⅱ）：911 美元/QALY （Ⅲ）/（Ⅱ）：1763 美元/QALY （Ⅲ～Ⅳ）/（Ⅰ）：首选 （Ⅳ）/（Ⅴ）：首选 （Ⅲ）/（Ⅴ）：1659 美元/QALY （Ⅲ）/（Ⅳ）：4087 美元/QALY
英国 Patel 和 Kilgore （2015）	于 2007 年 5 月至 2014 年 2 月发布的着眼于美国的 CRC 筛查策略成本-效益分析的系统综述	（Ⅰ）每年一次 FOBT （Ⅱ）每年一次 FOBT （Ⅲ）每 5 年或 10 年一次 FS （Ⅳ）每 5 年一次 FS 联合每年一次 FOBT 或每年一次 FIT （Ⅴ）每 10 年一次结肠镜检查 （Ⅵ）每 5 年或 10 年一次虚拟结肠镜检查 （Ⅶ）每 2、3、5 年一次粪便 DNA 检测 （Ⅷ）未筛查	ICER （Ⅶ）/（Ⅷ）：34 258 美元/LYS （Ⅰ～Ⅵ）/（Ⅷ）：<20 000 美元/LYS （Ⅳ）/（Ⅷ）：<15 000 美元/LYS 或首选 （Ⅲ）/（Ⅷ）：<10 000 美元/LYS（每 10 年一次 FS） （Ⅴ）/（Ⅷ）：<28 000 美元/LYS 或首选（从 50 岁开始） （Ⅴ）/（Ⅷ）：<22 000 美元/LYS（每 5 年进行一次虚拟结肠镜检查）；<23 000 美元/LYS（每 10 年进行一次虚拟结肠镜检查，在 1 个研究中占优势） （Ⅶ）/（Ⅷ）：<35 000 美元/LYS
美国 van Hees et al. （2015）	未筛查的 76～90 岁老年人群	（Ⅰ）仅一次结肠镜检查 （Ⅱ）未筛查	ICER （Ⅰ）：22 000 美元/QALY（年龄为 66 岁的女性）~4 000 000 美元/QALY（年龄为 84 岁的女性）
英国 Asaria et al. （2015）	60～74 岁的一般人群	（Ⅰ）每 2 年一次 gFOBT （Ⅱ）（Ⅰ）+目标提醒 （Ⅲ）（Ⅰ）+普遍提醒（通用基本提醒函适合所有符合条件的患者） （Ⅳ）未筛查	增量净健康效益 （λ=20 000 欧元/QALY） （Ⅰ）/（Ⅳ）：40 372 欧元/QALY （Ⅱ）/（Ⅳ）：41 581 欧元/QALY （Ⅲ）/（Ⅳ）：42 642 欧元/QALY
中国香港 Lam et al. （2015）	50～75 岁的一般人群	（Ⅰ）每年一次 gFOBT （Ⅱ）每年一次 FIT （Ⅲ）每 2 年一次 gFOBT （Ⅳ）每 2 年一次 iFOBT （Ⅴ）每 5 年一次 FS （Ⅵ）每 10 年一次 FS （Ⅶ）每 5 年一次结肠镜检查 （Ⅷ）每 10 年一次结肠镜检查 （Ⅸ）未筛查	ICER （Ⅰ）/（Ⅸ）：151 000 港元/QALY （Ⅱ）/（Ⅸ）：52 000 港元/QALY （Ⅲ）/（Ⅸ）：129 000 港元/QALY （Ⅳ）/（Ⅸ）：44 000 港元/QALY （Ⅴ）/（Ⅸ）：144 000 港元/QALY （Ⅵ）/（Ⅸ）：139 000 港元/QALY （Ⅶ）/（Ⅸ）：131 000 港元/QALY （Ⅷ）/（Ⅸ）：116 000 港元/QALY （Ⅰ）+（Ⅴ）/（Ⅸ）：186 000 港元/QALY （Ⅰ）+（Ⅵ）/（Ⅸ）：179 000 港元/QALY （Ⅱ）+（Ⅴ）/（Ⅸ）：105 000 港元/QALY （Ⅱ）+（Ⅵ）/（Ⅸ）：81 000 港元/QALY

续表

国家或地区/作者/年份	目标人群	策略	成果指标/结果
中国香港 Wong et al. （2016）	50～70 岁的一般人群	（Ⅰ）每 5 年一次 FS （Ⅱ）每 10 年一次结肠镜检查 （Ⅲ）每位女性在 50 岁和 55 岁时行 FS，在 60 岁和 70 岁时行结肠镜检查；男性受试者分别在 50 岁、60 岁和 70 岁时接受结肠镜检查 （Ⅳ）每位女性在 50 岁、55 岁、60 岁和 65 岁时行 FS，在 70 岁时行结肠镜检查；男性受试者分别在 50 岁、60 岁和 70 岁时接受结肠镜检查 （Ⅴ）每位女性在 50 岁、55 岁、60 岁、65 岁和 70 岁时行 FS；男性受试者分别在 50 岁、60 岁和 70 岁时行结肠镜检查 （Ⅵ）未筛查	ICER （Ⅰ）/（Ⅵ）: 56 510 美元/LYS （Ⅱ）/（Ⅵ）: 43 739 美元/LYS （Ⅲ）/（Ⅵ）: 43 517 美元/LYS （Ⅳ）/（Ⅵ）: 47 710 美元/LYS （Ⅴ）/（Ⅵ）: 42 515 美元/LYS
比利时 Pil et al. （2016）	50 岁的一般人群	（Ⅰ）FIT （Ⅱ）未筛查	ICER （Ⅰ）/（Ⅱ）: 1681 欧元/QALY（男性）；4484 欧元/QALY（女性）
美国 Ladabaum 和 Mannalithara （2016）	50～80 岁的一般人群	（Ⅰ）每 3 年一次多靶点粪便 DNA（MT-sDNA）检测 （Ⅱ）每 2 年或每年一次 FIT （Ⅲ）每 10 年一次结肠镜检查 （Ⅳ）未筛查	ICER （Ⅱ）/（Ⅳ）: 首选 （Ⅰ）/（Ⅳ）: 29 500 美元/QALY （Ⅲ）/（Ⅳ）: 15 000 美元/QALY （Ⅰ）/（Ⅱ）-2 年: 2 390 000 美元/QALY （Ⅲ）/（Ⅱ）-2 年: 43 600 美元/QALY （Ⅱ）-1 年/（Ⅱ）-2 年: 33 000 美元/QALY （Ⅲ）/（Ⅰ）: 首选 （Ⅱ）-1 年/（Ⅰ）: 首选 （Ⅱ）-1 年/（Ⅲ）: 首选
日本 Sekiguchi et al. （2016）	40 岁或以上的平均风险人群	（Ⅰ）FIT （Ⅱ）结肠镜检查 （Ⅲ）40～49 岁：FIT，50 岁：结肠镜检查 （Ⅳ）未筛查	ICER （Ⅰ～Ⅲ）/（Ⅳ）: 首选 （Ⅱ）/（Ⅰ）: 293 616 日元/QALY （Ⅲ）/（Ⅰ）: 首选 （Ⅱ）/（Ⅲ）: 781 342 日元/QALY
荷兰 Greuter et al. （2017）	先前没有 CRC 诊断的 55～75 岁的无症状患者	（Ⅰ）无结肠镜检查的 FIT （Ⅱ）有结肠镜检查的 FIT （Ⅲ）未筛查	ICER （Ⅲ）/（Ⅰ）: 首选 （Ⅱ）/（Ⅰ）: >36 602 欧元/LYS
英国 Murphy et al. （2017）	60～74 岁的一般人群	（Ⅰ）FIT （Ⅱ）gFOBT	ICER （Ⅰ）/（Ⅱ）: 首选（对于 FIT 的所有正截断值） 与 gFOBT 相比的 INB 315～1378 欧元/QALY（FIT 的正截断值越低，INB 越大）

续表

国家或地区/作者/年份	目标人群	策略	成果指标/结果
瑞典 Aronsson et al. （2017）	60 岁的一般人群	（Ⅰ）两次 FIT （Ⅱ）重复的 FIT（每 2 年一次） （Ⅲ）一次结肠镜检查 （Ⅳ）重复的结肠镜检查（每 10 年一次） （Ⅴ）未筛查	ICER （Ⅰ）/（Ⅴ）：–700 美元/QALY （Ⅲ）/（Ⅴ）：–1300 美元/QALY （Ⅱ）/（Ⅴ）：2700 美元/QALY （Ⅳ）/（Ⅴ）：2200 美元/QALY （Ⅲ）/（Ⅰ）：首选 （Ⅱ）/（Ⅲ）：81 500 美元/QALY （Ⅳ）/（Ⅲ）：26 900 美元/QALY （Ⅱ）/（Ⅰ）：6200 美元/QALY （Ⅳ）/（Ⅰ）：4800 美元/QALY
荷兰 Naber et al. （2018）	年龄为 50 岁的一级亲属受影响的一般人群	（Ⅰ）至少有一个受影响的一级亲属从 50 岁开始每 10 年进行一次结肠镜检查 （Ⅱ）未筛查	ICER （Ⅰ）/（Ⅱ）：1000～185 000 美元/QALY（50 岁时受影响的 FDR 数量越大，则 ICER 越小。如果受影响的 FDR 数量≥4，则此策略可能节省成本）
荷兰 Lansdorp- Vogelaar et al. （2018）	一般人群	（Ⅰ）FIT （Ⅱ）生物标志物检测	ICER （Ⅱ）/（Ⅰ）：>50 000 欧元/LYS
美国 Subramanian et al.（2017）	年龄为 50 岁的一般人群和有长久家族史的人群（有两个或更多患有结直肠癌的亲属，或一位亲属在 50 岁之前被确诊）	（Ⅰ）当前策略：大多数人被认为是平均风险，并于 50 岁开始使用结肠镜检查或粪便检查进行筛查 （Ⅱ）个性化策略：将个人分配到五个风险类别，筛查时间表基于分配的风险类别 [a] （Ⅲ）未来策略（Ⅱ+生物标志物检测）	每个生命年增加的成本 （Ⅱ）/（Ⅰ）：18 342～23 961 美元/LYS（依从率为 60%～80%。当依从率提高到 80% 时，ICER 会提高；如果依从率为 100%，则为首选） （Ⅲ）/（Ⅰ）：47 108～199 366 美元/LYS（依从率为 60%～100%。当依从率提高到 100% 时，ICER 就会增大）

注：增加——从 40 岁开始每 5 年进行一次结肠镜检查；中等——每 10 年进行一次结肠镜检查，或从 50 岁开始每年进行一次粪便检查；降低——仅在 50 岁时进行结肠镜检查，或从 50 岁开始每 2 年进行一次粪便检查；低——30%仅在 50 岁时进行结肠镜检查。

CTC. CT 结肠造影；DCBE. 双重对比剂钡灌肠造影；FIT. 粪便免疫化学试验；FOBT. 粪便潜血试验；FS. 软式乙状结肠镜检查；gFOBT. 愈创木脂粪便潜血试验；QALY. 质量调整生命年；INB. 增值效益；FDR. 误诊率；LYS. 发展中国家汇率制度鉴别指标。

a 高：从 20 岁开始每 2 年进行一次结肠镜检查。

（朱礼华　林宛蓉　周　园 译）

参 考 文 献

Allison JE，Tekawa IS，Ransom LJ，et al，1996. A comparison of fecal occult-blood tests for colorectal- cancer screening. N Engl J Med，334（3）：155-9.

Aronsson M，Carlsson P，Levin LÅ，et al，2017. Cost-effectiveness of high-sensitivity faecal immunochemical test and colonoscopy screening for colorectal cancer. Br J Surg，104（8）：1078-86.

Asaria M，Griffin S，Cookson R，et al，2015. Distributional cost-effectiveness analysis of health care programmes—a methodological case study of the UK bowel cancer screening programme. Health Econ，24（6）：742-54.

Behl AS，Goddard KA，Flottemesch TJ，et al，2012. Cost-effectiveness analysis of screening for KRAS and BRAF mutations in metastatic colorectal cancer. J Natl Cancer Inst，104（23）：1785-95.

Benson VS，Patnick J，Davies AK，et al，2008. CRC screening：a comparison of 35 initiatives in 17 countries. Int J Cancer，122（6）：1357-67.

Berchi C，Bouvier V，Réaud JM，et al，2004. Cost- effectiveness analysis of two strategies for mass screening for colorectal cancer in France. Health Econ，13（3）：227-38.

Berchi C，Guittet L，Bouvier V，Launoy G，2010. Cost-effectiveness analysis of the optimal threshold of an automated immunochemical test for colorectal cancer screening：performances of immunochemical colorectal cancer screening. Int J Technol Assess Health Care，26（1）：48-53.

Briggs AH，O'Brien BJ，Blackhouse G，2002. Thinking outside the box：recent advances in the analysis and presentation of uncertainty in cost-effectiveness studies. Annu Rev Public Health，23：377-401.

Chen LS，Liao CS，Chang SH，et al，2007. Cost-effectiveness analysis for determining optimal cut-off of immunochemical faecal occult blood test for population-based CRC screening（KCIS 16）. J Med Screen，14（4）：191-9.

Cheng TI，Wong JM，Hong CF，et al，2002. Colorectal cancer screening in asymptomaic adults：comparison of colonoscopy，sigmoidoscopy and fecal occult blood tests. J Formos Med Assoc，101（10）：685-90.

Dan YY，Chuah BY，Koh DC，et al，2012. Screening based on risk for colorectal cancer is the most cost-effective approach. Clin Gastroenterol Hepatol，10（3）：266-71.

Dinh T，Ladabaum U，Alperin P，et al，2013. Health benefits and cost-effectiveness of a hybrid screening strategy for colorectal cancer. Clin Gastroenterol Hepatol，11（9）：1158-66.

Dinh TA，Alperin P，Walter LC，et al，2012. Impact of comorbidity on colorectal cancer screening cost-effectiveness study in diabetic populations. J Gen Intern Med，27（6）：730-8.

Frazier AL，Colditz GA，Fuchs CS，et al，2000. Cost-effectiveness of screening for colorectal cancer in the general population. JAMA，284（15）：1954-61.

Ginsberg GM，Lauer JA，Zelle S，et al，2012. Cost effectiveness of strategies to combat breast，cervical，and colorectal cancer in sub-Saharan Africa and South East Asia：mathematical modelling study. BMJ，344：e614.

Goede SL，van Roon AH，Reijerink JC，et al，2013. Cost-effectiveness of one versus two sample faecal immunochemical testing for colorectal cancer screening. Gut，62（5）：727-34.

Green PD，Bertario L，Gnauck R，et al，2000. A prospective multicenter evaluation of new fecal occult blood tests in patients undergoing colonoscopy. Am J Gastroenterol，95（5）：1331-8.

Greuter MJE，de Klerk CM，Meijer GA，et al，2017. Screening for colorectal cancer with fecal immunochemical testing with and without postpolypectomy surveillance colonoscopy：a cost-effectiveness analysis. Ann Intern Med，167（8）：544-554.

Hanly P，Skally M，Fenlon H，et al，2012. Cost-effectiveness of computed tomography colonography in colorectal cancer screening：a systematic review. Int J Technol Assess Health Care，28（4）：415-23.

Hardcastle JD，Chamberlain JO，Robinson MH，et al，1996. Randomised controlled trial of faecal-occult-blood screening for colorectal cancer. Lancet，348（9040）：1472-7.

Hassan C，Rex DK，Zullo A，et al，2012. Loss of efficacy and cost-effectiveness when screening colonoscopy is performed by nongastroenterologists. Cancer，118（18）：4404-11.

Knudsen AB，Lansdorp-Vogelaar I，Rutter CM，et al，2010. Cost-effectiveness of computed tomographic colonography screening for colorectal cancer in the medicare population. J Natl Cancer Inst，102（16）：1238-52.

Kronborg O，Fenger C，Olsen J，et al，1996. Randomised study of screening for colorectal cancer with faecal-occult-blood test. Lancet，348（9040）：1467-71.

Ladabaum U，Allen J，Wandell M，et al，2013. Colorectal cancer screening with blood-based biomarkers：cost-effectiveness of methylated septin 9 DNA versus current strategies. Cancer Epidemiol Biomark Prev，22（9）：1567-76.

Ladabaum U，Alvarez-Osorio L，Rösch T，et al，2014. Cost-effectiveness of colorectal cancer screening in Germany：current endoscopic and fecal testing strategies versus plasma methylated septin 9 DNA. Endosc Int Open，2（2）：E96-E104.

Ladabaum U，Chopra CL，Huang G，et al，2001. Aspirin as an adjunct to screening for prevention of sporadic colorectal cancer. A cost-effectiveness analysis. Ann Intern Med，135（9）：769-81.

Ladabaum U，Mannalithara A，2016. Comparative effectiveness and cost effectiveness of a multitarget stool DNA test to screen for colorectal neoplasia. Gastroenterology，151（3）：427-39.

Lairson DR，DiCarlo M，Myers RE，et al，2008. Cost-effectiveness of targeted and tailored interventions on colorectal cancer screening use. Cancer，112（4）：779-88.

Lam CL，Law WL，Poon JT，et al，2015. Health-related quality of life in patients with colorectal neoplasm and cost-effectiveness of colorectal cancer screening in Hong Kong. Hong Kong Med J，21（Suppl 6）：4-8.

Lansdorp-Vogelaar I，Goede SL，Bosch LJW，et al，2018. Cost-effectiveness of high-performance biomarker tests vs fecal immunochemical test for noninvasive colorectal cancer screening. Clin Gastroenterol Hepatol，16（4）：504-12.

Lansdorp-Vogelaar I，Knudsen AB，Brenner H，2011. Cost-effectiveness of colorectal cancer screening. Epidemiol Rev，33：88-100.

Lansdorp-Vogelaar I，Kuntz KM，Knudsen AB，et al，2010. Stool DNA testing to screen for colorectal cancer in the Medicare population：a cost-effectiveness analysis. Ann Intern Med，153（6）：368-77.

Lansdorp-Vogelaar I，van Ballegooijen M，Zauber AG，et al，2009a. At what costs will screening with CT colonography be competitive? A cost-effectiveness approach. Int J Cancer，124（5）：1161-8.

Lansdorp-Vogelaar I，van Ballegooijen M，Zauber AG，et al，2009b. Effect of rising chemotherapy costs on the cost savings of colorectal cancer screening. J Natl Cancer Inst，101（20）：1412-22.

Lejeune C，Dancourt V，Arveux P，et al，2010. Cost-effectiveness of screening for colorectal cancer in France using a guaiac test versus an immunochemical test. Int J Technol Assess Health Care，26（1）：40-7.

Lejeune C，Le Gleut K，Cottet V，et al，2014. The cost-effectiveness of immunochemical tests for colorectal cancer screening. Dig Liver Dis，46（1）：76-81.

Levi Z，Rozen P，Hazazi R，et al，2007. A quantitative immunochemical fecal occult blood test for colorectal neoplasia. Ann Intern Med，146：244-55.

Maciosek MV，Solberg LI，Coffield AB，et al，2006. Colorectal cancer screening：health impact and cost effectiveness. Am J Prev Med，31（1）：80-9.

Mandel JS，Bond JH，Church TR，et al，1993. Reducing mortality from colorectal cancer by screening for fecal occult blood. N Engl J Med，328（19）：1365-71.

McMahon PM，Bosch JL，Gleason S，et al，2001. Cost-effectiveness of colorectal cancer screening. Radiology，219（1）：44-50.

Murphy J，Halloran S，Gray A，2017. Cost-effectiveness of the faecal immunochemical test at a range of positivity thresholds compared with the guaiac faecal occult blood test in the NHS Bowel Cancer Screening

Programme in England. BMJ Open，7（10）：e017186.

Naber SK，Kuntz KM，Henrikson NB，et al，2018. Cost effectiveness of age-specific screening intervals for people with family histories of colorectal cancer. Gastroenterology，154（1）：105-116.

Patel SS，Kilgore ML，2015. Cost effectiveness of colorectal cancer screening strategies. Cancer Control，22（2）：248-58.

Pence BC，Belasco EJ，Lyford CP，2013. Combination aspirin and/or calcium chemoprevention with colonoscopy in colorectal cancer prevention：cost-effectiveness analyses. Cancer Epidemiol Biomark Prev，22（3）：399-405.

Pil L，Fobelets M，Putman K，et al，2016. Cost-effectiveness and budget impact analysis of a population-based screening program for colorectal cancer. Eur J Intern Med，32：72-8.

Salkeld G，Young G，Irwig L，et al，1996. Cost-effectiveness analysis of screening by faecal occult blood testing for colorectal cancer in Australia. Aust N Z J Public Health，20（2）：138-43.

Sekiguchi M，Igarashi A，Matsuda T，et al，2016. Optimal use of colonoscopy and fecal immunochemical test for population-based colorectal cancer screening：a cost-effectiveness analysis using Japanese data. Jpn J Clin Oncol，46（2）：116-25.

Sharaf RN，Ladabaum U，2013. Comparative effectiveness and cost-effectiveness of screening colonoscopy vs. sigmoidoscopy and alternative strategies. Am J Gastroenterol，108（1）：120-32.

Sharp L，Tilson L，Whyte S，et al，2012. Cost-effectiveness of population-based screening for colorectal cancer：a comparison of guaiac-based faecal occult blood testing，faecal immunochemical testing and flexible sigmoidoscopy. Br J Cancer，106（5）：805-16.

Sonnenberg A，Delcò F，Inadomi JM，2000. Cost-effectiveness of colonoscopy in screening for colorectal cancer. Ann Intern Med，133（8）：573-84.

Subramanian S，Bobashev G，Morris RJ，et al，2017. Personalized medicine for prevention：can risk stratified screening decrease colorectal cancer mortality at an acceptable cost? Cancer Causes Control，28（4）：299-308.

Suleiman S，Rex DK，Sonnenberg A，2002. Chemoprevention of colorectal cancer by aspirin：a cost-effectiveness analysis. Gastroenterology，122（1）：78-84.

Telford JJ，Levy AR，Sambrook JC，et al，2010. The cost-effectiveness of screening for colorectal cancer. CMAJ，182（12）：1307-13.

van Hees F，Habbema JD，Meester RG，et al，2014. Should colorectal cancer screening be considered in elderly persons without previous screening? A cost-effectiveness analysis. Ann Intern Med，160（11）：750-9.

van Hees F，Saini SD，Lansdorp-Vogelaar I，et al，2015. Personalizing colonoscopy screening for elderly individuals based on screening history，cancer risk，and comorbidity status could increase cost effectiveness. Gastroenterology，149（6）：1425-37.

van Rossum LG，van Rijn AF，Verbeek AL，2011. Colorectal cancer screening comparing no screening，immunochemical and guaiac fecal occult blood tests：a cost-effectiveness analysis. Int J Cancer，128（8）：1908-17.

Whitlock EP，Lin JS，Liles E，et al，2008. Screening for colorectal cancer：a targeted，updated systematic review for the U. S. preventive services task force. Ann Intern Med，149：638-58.

Whynes DK，Nottingham FOB，2004. Screening trial. cost-effectiveness of screening for colorectal cancer：evidence from the Nottingham faecal occult blood trial. J Med Screen，11（1）：11-5.

Wilschut JA，Hol L，Dekker E，et al，2011. Cost-effectiveness analysis of a quantitative immunochemical test for colorectal cancer screening. Gastroenterology，141（5）：1648-55.

Wong MC，Ching JY，Chan VC，et al，2016. Colorectal cancer screening based on age and gender：a cost-effectiveness analysis. Medicine（Baltimore），95（10）：e2739.

Wong CK，Lam CL，Wan YF，et al，2015. Cost-effectiveness simulation and analysis of colorectal cancer screening in Hong Kong Chinese population：comparison amongst colonoscopy，guaiac and immunologic fecal occult blood testing. BMC Cancer，15：705.

Wu GH，Wang YM，Yen AM，et al，2006. Cost-effectiveness analysis of colorectal cancer screening with stool DNA testing in intermediate-incidence countries. BMC Cancer，6：136.

Young GP，St John DJ，Winawer SJ，et al，2002. Choice of fecal occult blood tests for colorectal cancer screening：recommendations based on performance characteristics in population studies：a WHO（World Health Organization）and OMED（world Organization for Digestive Endoscopy）report. Am J Gastroenterol，97（10）：2499-507.

第 **11** 章
结直肠癌筛查的未来：大数据时代的筛查和个性化筛查策略

Wen-Feng Hsu，Chen-Yang Hsu，Hsiu-Hsi Chen

此外，与西方国家相比，亚洲结直肠癌的发病率总体上仍然较低，尽管近十年来有上升的趋势，特别是在经济发达的国家。为了减少不准确性和更有效地降低成本，考虑到结肠镜检查的临床容量，改进监测和治疗方法，另一种选择是采用个性化的筛查策略，利用基于特定状态因素的多步骤风险评估模型计算的风险分层（Jeon et al.，2018；Cenin et al.，2020）如下所述。

11.1.2　结直肠癌多状态自然史

为了建立一种个性化的结直肠癌筛查方法，需要建立一个多状态、多因素的数学模型，综合考虑粪便血红蛋白（f-Hb）浓度、生活方式、发病率、染色体不稳定性（CSI）、微卫星不稳定性（MSI）和 CpG 岛甲基化表型（CIMP），并应用三态 Markov 模型描述结直肠癌的自然病程。

有几个因素参与了结直肠腺瘤癌变途径的发展，包括遗传易感性、生活方式、人口统计学和 f-Hb 浓度等中间终点。为了制定个性化的预防策略，每个结构的潜在因素都应该被置于结直肠癌多状态自然史图上。

就遗传因素而言，用于检测腺瘤和侵袭性结直肠癌的粪便 DNA 标志物包括与肿瘤抑制相关的标志物（如 *APC*、*DCC*、*TP53*）和与 CSI 途径有关的癌基因（*KRAS*），与 MSI 有关的修复基因如 *MSH2*，CIMP 的表观遗传生物标志物组合，如 SFRP2、TFPI2、GATA4、NDRG4、OSMR，还有基于 Young 和 Bosch 的评论提出的波形蛋白，以及 Lind 等提出的 CNRIP1、FBN1、INA、MAL、SNCA 和 SPG20（Young 和 Bosch，2011；Bosch et al.，2011；Lind et al.，2011）。同样，其他非遗传因素也与结直肠癌有关，如第 5 章所述的 f-Hb 浓度和第 1 章中描述的生活方式因素可合并到结直肠癌的多状态自然史中。为了将这些遗传和非遗传因素叠加到多状态结果图中，有必要比较每个标志物在正常、腺瘤和癌中的分布，以便确定每个标志物在每个转化中所起的作用。其中，与 CSI 途径相关的基因在腺瘤发生中起着至关重要的作用。

11.2　材料和方法

11.2.1　研究程序

遵循 Yen 等（2014）开发的筛查可检测癌症的风险分层程序，开发出 FIT 个性化结直肠筛查的数学模型程序（Yen et al.，2014）。下面描述了其六个步骤。

第 1 步，模式设定。首先，使用一个三态 Markov 模型（图 11.1a）来描述结直肠癌从正常（状态 1）到腺瘤（状态 2）再到侵袭性结直肠癌（状态 3）的自然病程，其中对腺瘤进展到癌前病变的新途径也进行了考虑。接着利用五态 Markov 模型，进一步将腺瘤分为大、小两类，将结直肠癌分为临床前可检测阶段（PCDP）和临床阶段（CP），以体现结直肠癌筛查的优点。

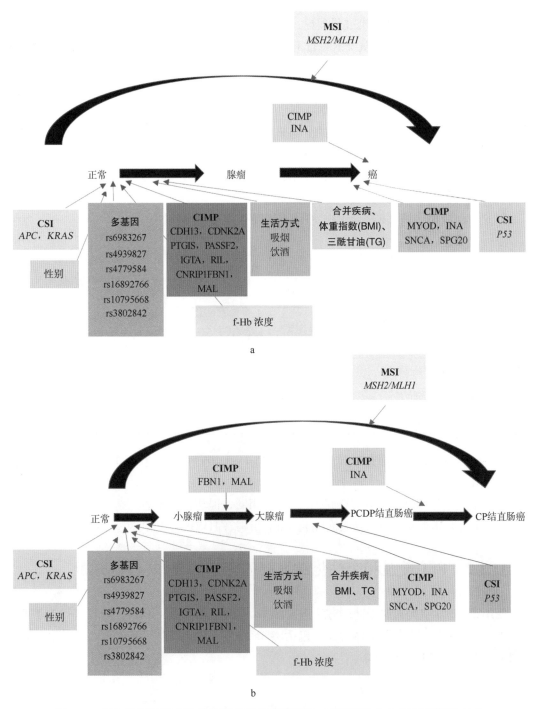

图 11.1　f-Hb 浓度的结直肠癌多状态和多因素模型：三态模型（a）和五态模型（b）

第 2 步，经验数据。使用基于医院的一系列数据来描述基础人群的疾病进展（Chen et al.，2003）。因为使用的数据是针对那些首次接受结肠镜检查者，所以可以估计疾病自然进展的过程。

第 3 步，映射。根据可能的相关因素在多状态进程中的作用，将其映射为不同的转化率。

第 4 步，估计。根据随机过程理论，应用五态模型的转化率，首次估计了不考虑个人特征的转化率。依据文献调整个人特征对不同转化的影响，以调整根据经验数据估计的转化率。

第 5 步，模拟。使用随机 Monte Carlo 模拟方法对 100 万名年龄在 40 岁的受试者进行了假设队列模拟。f-Hb 浓度、人口学特征、生活方式和并发症的概率是从中国台湾地区提取的，多基因、CSI、MSI 和 CIMP 的分布来自文献，风险百分位数是由发生结直肠癌的概率决定的。该队列接受了为期 12 年的研究，分为未筛查、每 2 年进行一次 FIT 和根据风险百分位数进行个性化筛查三组，假设参与率是 100%。收集研究结束后 12 年随访期间新发的结直肠癌病例。

第 6 步，应用。该模拟方法用于评估不同筛查策略的有效性。

（a）未筛查。

（b）每 2 年一次的 FIT 筛查。

（c）个性化策略 1：

第 90～100 百分位数	每年一次	FIT+粪便 DNA 检测
第 80～90 百分位数		
第 60～80 百分位数	每 2 年一次	FIT
第 40～60 百分位数	每 3 年一次	
第 0～40 百分位数	每 6 年一次	

（d）个性化策略 2：筛查方式和筛查间隔与（c）相同，但对于第 0～40 百分位数的风险组，每 4 年筛查一次。

（e）个性化策略 3：样本筛查间隔与（c）相同，但均进行 FIT。

（f）个性化策略 4：样本筛查间隔与（d）相同，但均进行 FIT。

11.2.2 FIT 普及和个性化结直肠癌筛查的成本–效益分析

使用第 10 章中提到的相同的方法进行成本–效益分析，对不同筛查间隔进行 FIT 筛查的成本–效益分析，并根据个体特征（包括 f-Hb 浓度、生活方式、并发症、遗传和表观遗传因素）提出个性化筛查策略。

11.3　结　论

11.3.1 多状态多因素模型

用状态特定的协变量构建结直肠癌的五态自然史（正常→小腺瘤→大腺瘤→PCDP 结直肠癌→CP 结直肠癌），以建立腺瘤癌变和其他途径的风险评估模型（图 11.1b）。

　　表 11.1 列出了相关因素的分布及其对不同转化率的影响。男性患结直肠腺瘤的风险比女性高 55%。与 1～19ng Hb/ml 缓冲液相比，f-Hb 呈剂量–反应关系，相对危险度（RR）从 1.55（1～19ng Hb/ml 缓冲液）到 10.45（＞450ng Hb/ml 缓冲液）。生活方式（吸烟和饮酒）、慢性病（BMI 和 TG 水平升高）、多基因和甲基化标志物（CDH13、CDNK2A、PTGIS、RASSF2、IGTA、RIL、CNRIP1、FBN1 和 MAL）与腺瘤的发生有关。小腺瘤向大腺瘤转化的甲基化标志物 FBN1 和 MAL 的 RR 分别为 1.68 和 1.20。关于从大腺瘤到浸润性癌的转化，*P53* 突变的风险是 17 倍，MYOD 甲基化标志物的风险是 14 倍。其他三个甲基化标志物（INA、SNCA、SPG20）的风险是 1.75～3.48 倍。在 PCDP 向 CP 的转化过程中，仅注意到 INA 甲基化标志物（RR＝2.11）。*MSH2/MLH1* 突变对从头转化途径有很大影响（RR＝55.7），但该突变很少见（0.0319%）。

　　通过以下五个风险评分来表示进展为结直肠癌的多个步骤的临床权重。

表 11.1　每个因素在不同转化期的 RR

特征	分类	人口比例（%）		参数（转化率/ RR）	参考文献
		对结直肠癌发病率的影响			
	总体转化率			0.0021	Chen et al.（2003）
性别	男性	50		1.55	
		女	男		
	未检测	41.3	40.9	0.72	
	1～19	33.5	31.6	1.00	
	20～39	13.0	12.9	1.55	
	40～59	4.3	4.8	2.21	
f-Hb（ng Hb/ ml 缓冲液）	60～79	2.2	2.4	1.88	
	80～99	1.1	1.4	2.97	
	100～149	1.4	1.5	4.13	
	150～249	1.0	1.4	4.22	
	250～449	0.7	1.0	6.28	
	≥450	1.4	2.2	10.46	
饮酒	现在或以前饮酒者	女：8.1；男：45.6		1.18	Yen et al.（2014）
		女	男		
	≤22	25.9	16.8	1.00	
BMI（kg/m²）	22.1～25	33.4	34.4	1.11	
	25.1～27	17.2	23.0	1.27	
	＞27	23.6	25.8	1.30	
		女	男		
	≤75	30.9	19.9	1.00	
TG（mg/dl）	75.1～110	25.9	24.0	1.30	
	110.1～165	23.0	25.6	1.35	
	＞165	20.2	30.5	1.45	

续表

特征	分类	人口比例（%）	参数（转化率/ RR）	参考文献
吸烟	现在或以前吸烟者与不吸烟者	女：6.9；男：55.5	1.82	Botteri et al.（2008）
APC 突变		2.5	6.22	Imperiale et al.（2004）
KRAS 突变	"是"与"否"	2.6	2.51	Imperiale et al.（2004）
多基因	rs6983267	50	杂合：1.04，纯合：1.47	Haiman et al.（2007）
	rs4939827	53	1.15	Broderick et al.（2007）
	rs4779584	19	1.26	Yeager et al.（2008）
	rs16892766	7	1.25	Tomlinson et al.（2008）
	rs10795668	67	1.12	Tomlinson et al.（2008）
	rs3802842	29	1.10	Tenesa et al.（2008）
甲基化标志物	CDH13（H-钙黏蛋白）	42.1	1.30	Toyooka et al.（2002）
	CDNK2A（周期蛋白依赖性激酶抑制因子）	26.7	0.86	Toyota et al.（2000）
	PTGIS（前列腺素 12 合酶）	30.0	1.76	Frigola et al.（2005）
	RASSF2（Ras 家族关联结构域蛋白 2）	42.9	0.96	Akino et al.（2005）
	IGTA（整联蛋白，α4）	75.0	3.83	Ausch et al.（2009）
	RIL（LIM 结构域基因映射到 5q31）	78.6	0.63	Boumber et al.（2007）
	CNRIP1	20.2	1.67	Lind et al.（2011）
	FBN1	13.1	1.69	Lind et al.（2011）
	MAL	7.5	1.84	Lind et al.（2011）
对小腺瘤向大腺瘤转化的影响				
完全转化			0.13	Chen et al.（2003）
甲基化	FBN1	13.1	1.68	Lind et al.（2011）
	MAL	7.5	1.20	Lind et al.（2011）
对大腺瘤向浸润性癌转化的影响				
完全转化			0.19	Chen et al.（2003）
P53 突变		1.6	16.95	Imperiale et al.（2004）
甲基化	MYOD（成肌分化 1）	88.2	13.87	Shannon et al.（1999）
	INA	9.7	3.48	Lind et al.（2011）
	SNCA	16.1	1.75	Lind et al.（2011）
	SPG20	14.6	2.19	Lind et al.（2011）
对 PCDP 向 CP 转化的影响				
完全转化			0.30	Chen et al.（2003）
甲基化	INA	9.7	2.11	Lind et al.（2011）
对从头转化途径的影响				
基线转化			0.000 73	Chen et al.（2003）
MSH2/MLH1 突变		0.0319	55.70	Lin et al.（1998）

风险评分 1 = 0.4383×（男性）- 0.3345×（未检测 f-Hb）+ 0.4388 ×（f-Hb 20～39）
+0.7944×（f-Hb 40～59）+0.6308×（f-Hb 60～79）+1.0894×（f-Hb 80～99）+1.4185×
（f-Hb 100～149）+1.4393×（f-Hb 150～249）+1.8368×（f-Hb 250～449）+ 2.3474×（f-Hb
450⁺）+ 0.1676×（饮酒）+0.1052 ×（BMI_{Q2}）+0.2426×（BMI_{Q3}）+0.2640×（BMI_{Q4}）+
0.2594×（TG_{Q2}）+0.2982×（TG_{Q3}）+0.3713×（TG_{Q4}）+0.0392×（杂合性 rs6983267）+
0.3853×（纯合性 rs6983267）+0.599×（吸烟）+1.8278×（APC）+0.9203×（KRAS）+ 0.140×
（不含 rs4939827 风险等位基因）+ 0.231×（不含 rs4779584 风险等位基因）+ 0.223×（不
含 rs168927667 风险等位基因）+ 0.113×（不含 rs10795668 风险等位基因）+ 0.095×（不
含 rs3802842 风险等位基因）+0.261×（CDH13）- 0.149×（CDNK2A）+0.565×（PTGIS）-
0.043×（RASSF2）+ 1.344×（IGTA）- 0.463×（RIL）+ 0.513×（CNRIP）+ 0.525×
（FBN1）+ 0.610×（MAL）

风险评分 2 = 0.518×（FBN1）+ 0.180×（MAL）

风险评分 3 = 2.8303×（P53）+ 2.629×（MYOD）+ 1.247×（INA）+ 0.56×（SNCA）
+ 0.784×（SPG20）

风险评分 4 = 0.747×（INA）

风险评分 5 = 4.02×（MSH2/MLH1）

11.3.2　风险分层

根据上文得出的风险评分预测的结直肠癌发病率，可给出每个特定受试者的风险分值
百分位数。图 11.2 显示了在第 95、90、80……10 及第 5 百分位数的 11 位受试者 20 年内
结直肠癌的风险预测。在 20 年的随访中，第 95 百分位数者结直肠癌发病风险是中位数者
的 3.61 倍。相反，处于第 5 百分位数者的风险约为中位数者的一半。

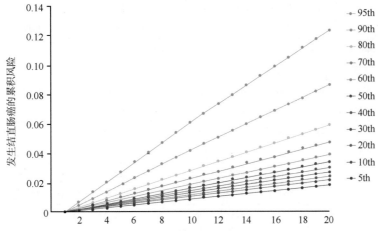

图 11.2　不同风险评分百分位数的 11 例受试者发生结直肠癌的累积风险*

*受试者的风险水平

11.3.3 大腺瘤的平均停留时间

此模型能够预测不同风险人群从大腺瘤到侵袭性癌的平均停留时间（MST）。表 11.2 显示了 6 个案例的估计 MST。风险程度不同的患者，MST 差异很大。例如，有 *P53* 突变及 MYOD 和 INA 高甲基化，但无 SNCA 和 SPG20 高甲基化的患者有 0.15 年的 MST，而有 MYOD 高甲基化但无 INA、SNCA、SPG20 高甲基化和 *P53* 突变的患者约有 8.78 年的 MST。

表 11.2　不同启动子的组合从大腺瘤到浸润性癌的 MST

P53 突变	MYOD 高甲基化	INA 高甲基化	SNCA、SPG20 高甲基化	MST（年）
是	是	是	否	0.15
是	是	否	否	0.52
是	否	否	是	1.87
否	是	是	否	2.52
否	是	否	否	8.78
否	否	否	是	31.75

11.3.4 f-Hb 水平与风险百分位数的关系

虽然 f-Hb 水平是结直肠腺瘤发生的重要危险因素，但队列中高风险百分位数的比例随着 f-Hb 水平的升高而增加。表 11.3 和图 11.2 显示了按 f-Hb 水平划分的风险百分位数分布。

表 11.3　f-Hb 水平在不同风险百分位数中的分布

f-Hb（mg Hb/ml 缓冲液）	风险百分位数 N(%)										
	0～9	10～19	20～29	30～39	40～49	50～59	60～69	70～79	80～89	90～100	总计
未检测到	62 588 (15.00)	57 476 (13.78)	53 156 (12.74)	48 667 (11.66)	45 030 (10.79)	41 202 (9.88)	37 317 (8.94)	32 468 (7.78)	25 276 (6.06)	14 051 (3.37)	417 231
1～19	30 471 (9.28)	31 796 (9.68)	34 579 (10.53)	35 930 (10.94)	36 259 (11.04)	36 087 (10.99)	35 887 (10.93)	34 606 (10.54)	31 812 (9.69)	20 918 (6.37)	328 345
20～39	5571 (4.32)	7469 (5.79)	8322 (6.45)	10 474 (8.11)	12 235 (9.48)	14 081 (10.91)	15 654 (12.13)	17 696 (13.71)	19 810 (15.35)	17 780 (13.77)	129 092
40～59	704 (1.58)	1758 (3.94)	1902 (4.27)	2295 (5.15)	3061 (6.87)	4024 (9.03)	5064 (11.36)	6364 (14.28)	8749 (19.63)	10 658 (23.91)	44 579
60～79	599 (2.69)	996 (4.48)	1132 (5.09)	1495 (6.72)	1811 (8.14)	2238 (10.06)	2542 (11.43)	3183 (14.31)	3999 (17.98)	4242 (19.08)	22 237
80～99	53 (0.45)	285 (2.42)	369 (3.13)	412 (3.50)	555 (4.71)	815 (6.92)	1112 (9.44)	1629 (13.83)	2445 (20.75)	4107 (34.86)	11 782
≥100	14 (0.03)	220 (0.47)	540 (1.16)	727 (1.56)	1049 (2.24)	1553 (3.32)	2424 (5.19)	4054 (8.67)	7909 (16.92)	28 244 (60.44)	46 734
总计	100 000	100 000	100 000	100 000	100 000	100 000	100 000	100 000	100 000	100 000	1 000 000

11.3.5　结直肠癌个性化筛查的有效性研究

表 11.4 显示了每 2 年一次的 FIT 筛查和四种个性化策略与未筛查相比，在降低结直肠癌死亡率方面的预测效果。普遍的每 2 年一次的筛查预计将使结直肠癌死亡率下降 45%，这一数字接近 FIT 筛查间隔不同的个性化筛查（对于前三个 20% 的频段，个性化策略 4 的筛查间隔为 1 年、2 年和 3 年；对于风险最低的 40% 的频段，个性化筛查间隔为 4 年）。然而，后者每个受试者的筛查次数（6.45±3.34）少于每 2 年一次的筛查次数（6.90±0.64）。最低的 20% 风险组到 6 年的长间隔（个性化策略 3）只会导致收益略微降低（RR = 0.56）。如果为前 10% 的风险人群提供粪便 DNA 检测作为拟合的补充，则总体死亡率降低更多（个性化策略 2：RR = 0.50；个性化策略 1：RR = 0.51），每个受试者的个性化策略 2 和 1 的平均筛查次数分别为 6.45（±3.34）和 6.05（±3.65）。

表 11.4　基于风险百分位数的不同筛查策略降低结直肠癌死亡效果的模拟结果

| 风险百分比 | 未筛查 | 每 2 年一次 | | 个性化策略 [a] | | | | | | | |
| | | | | 1（FIT 和粪便 DNA 检测） | | 2（FIT 和粪便 DNA 检测） | | 3（FIT） | | 4（FIT） | |
	CRC 死亡人数	CRC 死亡人数	RR	CRC 死亡人数	RR	CRC 死亡人数	RR	CRC 死亡人数	RR	CRC 死亡人数	RR
0～5	523	370	0.7075	376	0.7189	395	0.7553	388	0.7419	389	0.7438
5～10	600	344	0.5733	374	0.6233	416	0.6933	386	0.6433	380	0.6333
10～20	1284	764	0.5950	889	0.6924	851	0.6628	900	0.7009	851	0.6628
20～30	1423	830	0.5833	939	0.6599	894	0.6283	1020	0.7168	895	0.6290
30～40	1561	892	0.5714	978	0.6265	972	0.6227	1022	0.6547	1030	0.6598
40～50	1723	985	0.5717	998	0.5792	1047	0.6077	956	0.5548	1002	0.5815
50～60	1949	1042	0.5346	1186	0.6085	1090	0.5593	1091	0.5598	1111	0.5700
60～70	2266	1257	0.5547	1208	0.5331	1256	0.5543	1186	0.5234	1185	0.5229
70～80	2775	1406	0.5067	1503	0.5416	1457	0.5250	1430	0.5153	1408	0.5074
80～90	3813	1918	0.5030	1873	0.4912	1843	0.4833	1858	0.4873	1841	0.4828
90～95	2640	1311	0.4966	872	0.3303	880	0.3333	1276	0.4833	1307	0.4951
95～100	5818	3339	0.5739	2234	0.3840	2199	0.3780	3145	0.5406	3092	0.5315
总计	26 375	14 458	0.5482	13 430	0.5092	13 300	0.5043	14 658	0.5558	14 491	0.5494
筛查次数		6.90	0.64	6.05	3.65	6.45	3.34	6.06	3.65	6.45	3.34

a 个性化策略 1：第 0～40 百分位数，筛查间隔 6 年；第 40～60 百分位数，筛查间隔 3 年；第 60～80 百分位数，筛查间隔 2 年；第 80～100 百分位数，筛查间隔 1 年；除第 90～100 百分位数采用 FIT 结合粪便 DNA 检测，其余均采用 FIT。

个性化策略 2：第 0～40 百分位数，筛查间隔 4 年；第 40～60 百分位数，筛查间隔 3 年；第 60～80 百分位数，筛查间隔 2 年；第 80～100 百分位数，筛查间隔 1 年；除第 90～100 百分位数采用 FIT 结合粪便 DNA 检测，其余均采用 FIT。

个性化策略 3：第 0～40 百分位数，筛查间隔 6 年；第 40～60 百分位数，筛查间隔 3 年；第 60～80 百分位数，筛查间隔 2 年；第 80～100 百分位数，筛查间隔 1 年；均采用 FIT。

个性化策略 4：第 0～40 百分位数，筛查间隔 4 年；第 40～60 百分位数，筛查间隔 3 年；第 60～80 百分位数，筛查间隔 2 年；第 80～100 百分位数，筛查间隔 1 年；均采用 FIT。

就减少新诊断结直肠癌病例的有效性而言，每 2 年一次的筛查使结直肠癌发病率降低了 37%，接近个性化策略 3 和 4 的有效性，但低于个性化策略 1 和 2 的有效性（减少率依次为 41% 和 40%），差异有统计学意义（$P<0.01$）。

11.3.6　基于 FIT 的通用筛查和个性化筛查的成本–效益分析

这里提供了个性化筛查、不同筛查间隔的普遍 FIT 筛查及根据个人特征（包括 f-Hb 浓度、生活方式、并发症、遗传和表观遗传因素）建议的个性化筛查策略的成本–效益分析结果。与不进行筛查相比，普遍的 FIT 筛查成本–效益更低。与每年一次的愈创木脂粪便潜血试验（gFOBT1）相比，每年一次 FIT（FIT1）和每 2 年一次 FIT（FIT2）筛查也节省了成本。关于　系列策略具有成本–效益的可能性，考虑到支付意愿（WTP）为每生命年 20 000 美元的情况下，FIT1 和 FIT2 都有较高的成本–效益概率（高达 80%）。与 gFOBT1 相比，FIT1 和 FIT2 具有成本–效益的概率估计在 80% 以上，每增加一个生命年的 WTP 为 20 000 美元。

个性化策略具有不同的 FIT 筛查间隔，但由于所有增量成本–效益比（ICER）均为负值，未使用 DNA 标志物的筛查方法在每 2 年一次的筛查策略中占主导地位。在 WTP 为 20 000 美元的情况下，根据 FIT 采取不同筛查间隔（1、2、3、4 年）的个性化策略，在 ICER 等于 589 美元的情况下，对于前 10% 的受试者结合 DNA 检测是有成本–效益的，而在 ICER 等于 9308 美元的情况下，不同筛查间隔（1、2、3、6 年）的个性化策略不具有成本–效益。

11.4　讨　　论

在转化研究的概念下针对个体定制的结直肠癌筛查策略已被提出，以解决当前结直肠癌普遍筛查的许多问题。今天，如果人们不能将这些新的科学发现结合到一个多步骤的自然过程中来考虑个体风险–获益，则使用 FIT 时，高风险组的敏感度较低，而如果使用粪便 DNA 或结肠镜检查等费用较高的筛查方法，那么低风险或中等风险组的特异度就较低。因此，基于人群的结直肠癌筛查卫生政策制定者经常因特定癌症的死亡率适度下降而陷入困境，这可能是由于筛查强度较低、早期发现年龄较晚、忽视对高危人群使用高精度筛查技术，以及缺乏个体风险人群的指导，而当这些新技术或强化筛查应用于低风险人群时，成本惊人地增加，这也让卫生政策制定者感到困惑。

本章通过展示如何利用最先进的技术、f-Hb 浓度、常规流行病学危险因素和基因研究，结合新的定量方法，实现个性化的癌症筛查，为这样的两大群体问题提供了解决方案。

在经济方面，FIT 筛查策略与未筛查相比节省了成本。与每年的 gFOBT 相比，将 FIT 结直肠癌筛查间隔延长到 2 年可节省成本，延长到 3 年也具有成本–效益。不纳入 DNA 标志物的个性化筛查可节省成本，但纳入 DNA 标志物的个性化筛查也可能具有成本–效益，这取决于 DNA 标志物的成本和 DNA 标志物所应用的风险层的覆盖范围。

综上所述，新方法和新发现在早期结直肠癌筛查、监测和治疗的个性化用药方面具有广阔的前景和重要的意义。基于大数据而进行的个性化筛查策略所提出的概念、方法和应用对参与预防结直肠癌的不同领域的科学家、专业人员和卫生政策制定者具有深远的影响。我们相信，在大数据和精准医学时代，应用 f-Hb 浓度、遗传标志物和非遗传因素的个性化信息为设计个性化的结直肠癌筛查策略提供了一条新的途径（表 11.5）。

表 11.5　大数据时代背景下个性化人群筛查策略

方法	风险百分位数	性别	f-Hb（ng Hb/ml 缓冲液）	饮酒	BMI	TG	吸烟	突变基因 APC	KRAS	P53	MSH2/ MLH1	单核苷酸多态性（共6个）	高甲基化
1	5th	女	未检测	否	Q1	Q1	否	否	否	否	否	2	CKNK2, RIL
2	10th	女	1～19	否	Q2	Q4	否	否	否	否	否	4	CDH13, PTGIS, RIL
3	20th	男	1～19	是	Q2	Q2	否	否	是	否	否	3	MYOD, RIL
4	30th	女	20～39	否	Q4	Q2	是	否	否	否	否	6	MYOD, RASSF2, RIL
5	40th	女	1～19	否	Q3	Q2	否	是	否	否	否	2	CDH13, MYOD, RASSF2, RIL
6	中位数	男	60～79	否	Q4	Q3	是	否	否	否	否	4	CDNK2A, MYOD, RIL, MAL, SPG20
7	60th	女	1～19	否	Q2	Q2	否	否	否	是	否	4	ITG4, RIL, FBN1, INA, MAL, SPG20
8	70th	男	>450	否	Q1	Q1	否	否	否	否	否	5	CDH13, MYOD, RIL, INA, SNCA, SPG20
9	80th	女	40～60	是	Q3	Q3	否	否	否	是	否	3	CDH13，MYOD，RASSF2，ITGA4, RIL, FBN1
10	90th	男	40～60	否	Q3	Q2	否	是	否	否	否	4	MYOD, RIL, FBN1, SPG20
11	95th	男	1～19	是	Q3	Q2	是	否	否	是	否	5	MYOD, PTGIS, ITGA4, RIL, SNCA, MAL

（杨　军　程先硕 译）

参 考 文 献

Akino K，Toyota M，Suzuki H，et al，2005. The Ras effector RASSF2 is a novel tumor-suppressor gene in human colorectal cancer. Gastroenterology，129：156-69.

Ausch C，Kim YH，Tsuchiya KD，et al，2009. Comparative analysis of PCR-based biomarker assay methods for colorectal polyp detection from fecal DNA. Clin Chem，55：1559-63.

Bosch LJ，Carvalho B，Fijneman RJ，et al，2011. Molecular tests for colorectal cancer screening. Clin Colorectal Cancer，10：8-23.

Botteri E，Iodice S，Bagnardi V，et al，2008. Smoking and colorectal cancer：a meta-analysis. JAMA，300：2765-78.

Boumber YA，Kondo Y，Chen X，et al，2007. RIL, a LIM gene on 5q31，is silenced by methylation in cancer and sensitizes cancer cells to apoptosis. Cancer Res，67：1997-2005.

Broderick P，Carvajal-Carmona L，Pittman AM，et al，2007. A genome-wide association study shows that common alleles of SMAD7 influence colorectal cancer risk. Nat Genet，39：1315-7.

Cenin DR，Naber SK，de Weerdt AC，et al，2020. Cost-effectiveness of personalized screening for colorectal cancer based on polygenic risk and family history. Cancer Epidemiol Prev Biomarkers, 29: 10-21.

Chen CD, Yen MF, Wang WM, et al, 2003. A case-cohort study for the disease natural history of adenoma-carcinoma and *de novo* carcinoma and surveillance of colon and rectum after polypectomy: implication for efficacy of colonoscopy. Br J Cancer, 88: 1866-73.

Chiu HM, Lee YC, Tu CH, et al, 2013. Association between early stage colon neoplasms and false-negative results from the fecal immunochemical test. Clin Gastroenterol Hepatol, 11: 832-8.

Frigola J, Munoz M, Clark SJ, et al, 2005. Hypermethylation of the prostacyclin synthase (PTGIS) promoter is a frequent event in colorectal cancer and associated with aneuploidy. Oncogene, 24: 7320.

Haiman CA, Le Marchand L, Yamamato J, et al, 2007. A common genetic risk factor for colorectal and prostate cancer. Nat Genet, 39: 954-6.

Imperiale TF, Ransohoff DF, Itzkowitz SH, et al, 2004. Fecal DNA versus fecal occult blood for colorectal-cancer screening in an average-risk population. N Engl J Med, 351: 2704-14.

Jeon J, Du M, Schoen RE, et al, 2018. Determining risk of colorectal cancer and starting age of screening based on lifestyle, environmental, and genetic factors. Gastroenterology, 154: 2152-64.

Lin KM, Shashidharan M, Ternent CA, et al, 1998. Colorectal and extracolonic cancer variations in MLH1/MSH2 hereditary nonpolyposis colorectal cancer kindreds and the general population. Dis Colon Rectum, 41: 428-33.

Lind GE, Danielsen SA, Ahlquist T, et al, 2011. Identification of an epigenetic biomarker panel with high sensitivity and specificity for colorectal cancer and adenomas. Mol Cancer, 10: 85.

Shannon B, Kay P, House A, et al, 1999. Hypermethylation of the Myf-3 gene in colorectal cancers: associations with pathological features and with microsatellite instability. Int J Cancer, 84: 109-13.

Tenesa A, Farrington SM, Prendergast JG, et al, 2008. Genome-wide association scan identifies a colorectal cancer susceptibility locus on 11q23 and replicates risk loci at 8q24 and 18q21. Nat Genet, 40: 631.

Tomlinson IP, Webb E, Carvajal-Carmona L, et al, 2008. A genome-wide association study identifies colorectal cancer susceptibility loci on chromosomes 10p14 and 8q23. 3. Nat Genet, 40: 623.

Toyooka S, Toyooka KO, Harada K, et al, 2002. Aberrant methylation of the CDH13 (H-cadherin) promoter region in colorectal cancers and adenomas. Cancer Res, 62: 3382-6.

Toyota M, Ohe-Toyota M, Ahuja N, et al, 2000. Distinct genetic profiles in colorectal tumors with or without the CpG island methylator phenotype. Proc Natl Acad Sci, 97: 710-5.

Yeager M, Xiao N, Hayes RB, et al, 2008. Comprehensive resequence analysis of a 136 kb region of human chromosome 8q24 associated with prostate and colon cancers. Hum Genet, 124 (2): 161-70.

Yen AMF, Chen SLS, Chiu SYH, et al, 2014. A new insight into fecal hemoglobin concentration-dependent predictor for colorectal neoplasia. Int J Cancer, 135: 1203-12.

Young GP, Bosch LJ, 2011. Fecal tests: from blood to molecular markers. Curr Colorectal Cancer Rep, 7: 62-70.

缩 略 词 表

缩写	英文全称	中文全称
AADR	advanced adenoma detection rate	进展期腺瘤检出率
ADR	adenoma detection rate	腺瘤检出率
ACN	advanced colorectal neoplasia	进展期结直肠肿瘤
ASGE	American Society for Gastrointestinal Endoscopy	美国胃肠内镜学会
ACG	American College of Gastroenterology	美国胃肠病学会
AFI	autofluorescence imaging	自动荧光成像技术
APC	adenoma per colonoscopy	每次肠镜检出的腺瘤
APP	adenoma per positive participant	每名阳性受试者检出的腺瘤
AUROC	area under the receiver operating characteristic curve	受试者操作特征曲线下面积
Ahr	adjusted hazard ratio	调整后风险比
BMI	body mass index	体重指数
BLI	blue light imaging	蓝光成像技术
CI	confidence interval	置信区间
CRC	colorectal cancer	结直肠癌
CP	clinical phase	临床阶段
CTC	computed tomographic colonography	CT 结肠造影
CCE	colon capsule endoscopy	结肠胶囊内镜
CASE-PASS	computer-aided system of evaluation for population-based all-in-one service screening	基于人群的多功能服务筛查计算机辅助评估系统
CIR	cecal intubation rate	盲肠到达率
CS	colonoscopy	结肠镜检查
CEA	cost-effectiveness analysis	成本–效益分析
CUA	cost-utility analysis	成本–效用分析
CBA	cost-benefit analysis	成本–收益分析
CIMP	CpG island methylator phenotype	CpG 岛甲基化表型
CFYS	cancer-free years saved	无瘤生存期
CSI	chromosomal instability	染色体不稳定性
ESGE	European society of Gastrointestinal Endoscopy	欧洲胃肠内镜学会
FICE	flexible spectral imaging color enhancement	智能分光比色技术
FIT	fecal immunochemical test	粪便免疫化学试验
Fn	*Fusobacterium nucleatum*	具核梭杆菌

续表

缩写	英文全称	中文全称
FHbC	fecal hemoglobin concentration	粪便血红蛋白浓度
FOBT	fecal occult blood test	粪便潜血试验
FS	flexible sigmoidoscopy	软式乙状结肠镜检查
f-Hb	faecal hemoglobin	粪便血红蛋白
FAP	familial adenomatous polyposis	家族性腺瘤性息肉病
FPG	fasting plasma glucose	空腹血糖
gFOBT	guaiac fecal occult blood test	愈创木脂粪便潜血试验
HR	hazard ratio	风险比
HDI	human development index	人类发展指数
HNPCC	Lynch syndrome	林奇综合征
HbA1c	glycated hemoglobin	糖化血红蛋白
IEE	image-enhanced endoscopy	图像增强内镜检查
IARC	International Agency for Research on Cancer	国际癌症研究机构
iFOBT	immunochemical fecal occult blood test	粪便免疫潜血试验
IFN-γ	γ-interferon	γ 干扰素
IC	interval cancer	间隔期癌症
ICER	incremental cost-effectiveness ratio	增量成本–效益比
KCIS	Keelung community-based integrated screening	基隆社区综合筛查
LCI	linked-color imaging	联动成像技术
LYG	life years gained	获得的生命年数
LYS	Levy-Yeyati Stuzengger index	发展中国家汇率制度鉴别指标
MST	mean sojourn time	平均停留时间
MAP	MUTYH associated polyposis	MUTYH 相关性息肉病
MMR	DNA mismatch repair	DNA 错配修复
MSI	microsatellite instability	微卫星不稳定性
MetS	metabolic syndrome	代谢综合征
NBI	narrow-band imaging	窄带成像技术
NPV	negative predictive value	阴性预测值
NPS	National Polyp Study	国家息肉研究
OR	odds ratio	比值比
PCCRC	post-colonoscopy colorectal cancer	结肠镜检查确诊的结直肠癌
PEG	polyethylene glycol	聚乙二醇
PEG-ELS	polyethylene glycol electrolyte lavage solution	聚乙二醇电解质散
PACS	picture archiving and communication system	影像存储与传输系统
PCDP	preclinical detectable phase	临床前可检测阶段
PPV	positive predictive value	阳性预测值
p_ref	referral rate	转诊率

续表

缩写	英文全称	中文全称
p_perfor	perforation rate	穿孔率
p_perford	perforation death rate	穿孔死亡率
QALY	quality-adjusted life-year	质量调整生命年
RCT	randomized controlled trial	随机对照试验
RTR	relative transition rate	相对转化率
RR	relative risk	相对危险度
ROC	receiver operating characteristic	受试者操作特征
SIG	sigmoidoscopy	乙状结肠镜检查
SBT	stool blood testing	粪便血液检测
SSADR	sessile serrated adenoma/polyp detection rate	无锯齿状腺瘤/息肉检出率
TAMCAS	Taiwan multicenter cancer screening	台湾地区多中心癌症筛查
USMSTF	US Multi-Society Task Force on Colorectal Cancer	美国结直肠癌多学会工作组
USPSTF	United States Preventive Services Task Force	美国预防服务工作组
WC	waistline	腰围
WTP	willingness to pay	支付意愿